重庆市沙坪坝区科学技术委员会科普资助项目

健康中国行之健康科普知识进农村丛书

妇女卫生保健

总主编　杜亚明　刘怀清

主　审　刘怀清　徐新献

主　编　谷晓琴　梁　艳

副主编　陈世斌　何建军　谢红霞

编　委（按姓氏笔画排序）

勾玲会　田友兰　冉隆青　刘　燕

江　俐　李荣禄　张　玲　陈　军

金　茜　袁　晶　聂群丹　唐　令

龚　琴　喻　恒

U0294885

人民卫生出版社

图书在版编目（CIP）数据

妇女卫生保健/谷晓琴,梁艳主编.—北京:人民卫生出版社,
2017

（健康中国行之健康科普知识进农村丛书）

ISBN 978-7-117-23565-5

I.①妇… II.①谷…②梁… III.①妇女保健学 IV.①R173

中国版本图书馆 CIP 数据核字（2016）第 300509 号

人卫智网	**www. ipmph. com**	医学教育、学术、考试、健康, 购书智慧智能综合服务平台
人卫官网	**www. pmph. com**	人卫官方资讯发布平台

妇女卫生保健

主　　编：谷晓琴　梁　艳
出版发行：人民卫生出版社　（中继线 010-59780011）
地　　址：北京市朝阳区潘家园南里 19 号
邮　　编：100021
E - mail：pmph @ pmph. com
购书热线：010-59787592　010-59787584　010-65264830
印　　刷：三河市潮河印业有限公司
经　　销：新华书店
开　　本：850×1168　1/32　印张：5.5
字　　数：97 千字
版　　次：2017 年 4 月第 1 版　2017 年 4 月第 1 版第 1 次印刷
标准书号：ISBN 978-7-117-23565-5/R·23566
定　　价：17.00 元
打击盗版举报电话：010-59787491　**E-mail**：WQ @ pmph. com
（凡属印装质量问题请与本社市场营销中心联系退换）

《健康中国行之健康科普知识进农村丛书》是"接地气，顺趋势，应民意，长知识"之作，此丛书是针对城乡居民及广大农村留守人群的健康卫生、心理疏导、权益保障、子女教育、老年疾病防治等方面科普知识宣传教育的书籍。此书是由医学专家编写，但对健康知识讲解、切贴百姓、通俗易懂、图文并茂，兼顾了我国当前城镇农村人群健康科普知识现状而撰写，可满足广大城乡居民、农民朋友对健康知识的渴求，适用于广大基层大众阅读、推广应用。

2016 年 8 月全国卫生与健康大会上，习近平总书记强调"没有全民健康，就没有全面小康"，因此启迪广大基层民众的健康思维，开启健康教育，就成为实现全民健康、提高人民大众科学素养的重要任务与责任。全民健康不仅要让基层的医疗水平普遍提高，也要以提高基层大众健康知识素养为基石；《健康中国行之健康科普知识进农村丛书》著书目的与国家卫计委践行"健康中国行——全民健康素养促进活动"不谋而合，为此次活动提供了优质而全面健康知识科普书籍。本丛书9本分册，有《常见疾病防治小妙招》《儿童常见疾病预防》《儿童卫生保健》《儿童心理疏导》《妇女卫生保健》《家庭急救知识》《老人常见病防治》《老人常见疾病的家庭康复》《老年残疾家庭护理》。本丛书知识全面具体，弘扬健康理念、传承科学思维，让普通百姓也可以拥有更多的渠道接受养生、防病、医疗方面的科学知识，贴合我国的社会发展现状、紧跟当代国人生活节奏的科普教育，必将在提高基层大众健康素养方面发挥重要的影响和作用。

中国工程院院士

2016 年 12 月 8 日

女人的一生是绚丽多彩的一生。因为女人特有的激素，让女人区别于男人，让女人容颜美丽、身材婀娜，也让女人在不同时期、不同环境卫生保健重点各有不同。

　　工作中，我们经常发现部分女性朋友保健意识淡漠，保健知识缺乏，保健观念陈旧，延误了原本可以预防或及时治疗的疾病，对女性朋友及其家庭都会带来身心的伤害。全面提高妇女朋友的保健意识，掌握必要的科学保健知识，给妇女更多的关爱，是每个社会工作者义不容辞的责任及义务。

　　本书从妇女的生理特点出发，详细介绍了妇女不同时期的保健重点，并对女性朋友关注的常见妇科问题做了详细的解答。目的是为了普及妇女卫生保健知识、提高妇女自我保健意识，做到无病时积极保健，有病时及时诊治，让自己的身体更健康，家庭更幸福，生活更加美好。

　　本书是由多年从事生殖健康和妇女卫生保健工作

的专家撰写而成，并参阅了大量妇女卫生保健调查分析材料。在编写过程中，尽可能本着科学性、通俗性、可读性的原则，但由于我们学识有限，难免有不妥之处，恳请读者不吝赐教。

谷晓琴　梁　艳

2016 年 11 月

目 录

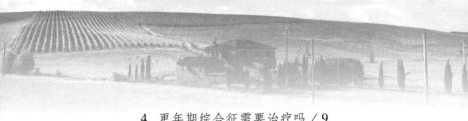

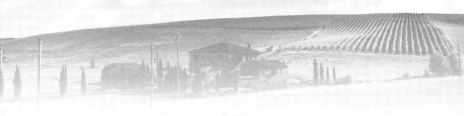

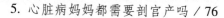

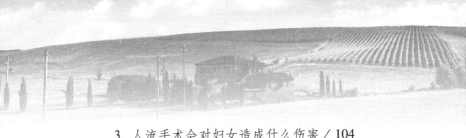

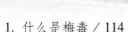

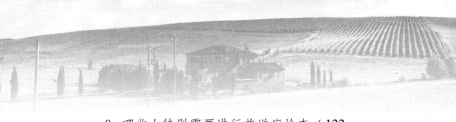

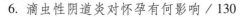

第一章

女性的基本保健知识

女人的一生从出生到衰老，从青春期开始，每个阶段都有自己独特的特点和保健重点。

一、青春期保健

1. 什么是青春期

青春期指孩子从 10 岁到 19 岁左右的时期，也是从幼稚走向成熟的关键时期。这个时期，孩子的生殖器官和心理都发育迅速，但是生育功能还不完善，心理还不够成熟，需要家长们更多的关注、理解和包容。

2. 青春期女孩的月经有什么特点

月经是女孩进入青春期的重要标志，也是女性生殖器官功能成熟的重要标志。通常在乳房发育两年后出现第一次月经，称为"月经初潮"，大多数女孩子的月经初潮在 13~14 岁左右出现，但也有提前至 11 岁或延后至 15 岁的情况。如果 10 岁以前月经来潮，或者 15 岁以后月经还没来，就需要到医院就诊了解原因了。

青春期女孩身体各器官发育还不成熟，月经周期常不规律。多数女孩在来第一次月经 1~3 年后月经逐渐规律，并有了生育能力。

3. 月经期应注意些什么

月经期也叫生理期，青春期的女孩对月经了解不多，妈妈应该主动关心其月经情况，帮助她们消除焦虑、紧张情绪，提前准备好卫生巾等，适量增加蛋、肉类等高蛋白食物摄入。告诉她们在月经这个特殊的时期需要注意以下几点：

（1）月经期应避免剧烈体育运动和重体力劳动，适当休息，保证充足的睡眠，避免过度劳累导致抵抗力下降，诱发感冒等疾病。

（2）尽量不要接触冷水或吃冰的东西，太咸或太辣的也要少吃，注意保暖，否则容易引起痛经或月经过多等。

（3）月经期间卫生巾的选择也是极为重要的。选择正规厂家的产品、检查是否在保质期内、有无生产卫生许可证是选择卫生用品的基本前提。同时，选用柔软、吸水性好、透气性高的棉质卫生巾，可以减少对外阴皮肤的刺激。不能使用没消毒的草纸哟！卫生巾要勤换，一般每隔 2~3 小时更换一次。尽量保持外阴干燥、清洁，以免引起外阴炎、阴道炎甚至盆腔感染。

（4）每天用温水清洗外阴，毛巾和盆子应专用。内裤勤换，换下来的内裤及时搓洗，不能和其他衣物混在一起洗哦。

4. 月经期肚子痛怎么办

部分女性在月经期或月经前后，出现下腹部疼痛、坠胀、腰部酸痛等，2～3天后好转，称为"痛经"。青春期女孩出现痛经相当普遍，一般能忍受，但严重者会影响日常生活和工作学习。

青春期痛经绝大多数是正常的，主要和少女的精神紧张、子宫发育不良等有关，一般只要注意休息、喝点红糖生姜水、克服紧张心理、用热水袋热敷下腹部就能缓解。

有些疾病也可能引起痛经，如子宫内膜异位症、子宫腺肌症等。所以，青春期痛经的女孩，首先需要到医院进行检查。

5. 月经期能穿紧身裤吗

许多女性为了追求美，月经期仍穿紧身裤。月经期间穿紧身裤会影响会阴部血液循环，且容易引起细菌繁殖，从而引发尿路感染或阴道炎、盆腔炎等。因此，月经期间应穿透气性好的宽松棉织裤子，并且要勤换洗，以保持会阴部的清洁干燥。

6. 月经期能拔牙吗

来月经时，体内凝血功能降低，出血时间延长，

3

止血慢。所以，如果没有特殊情况，女性拔牙（或手术）应尽量避开月经期。拔牙（或手术）的最佳时间是月经干净 3 天后。

7. 青春期的性教育

青春期的女孩子腼腆、害羞，也特别敏感，开始对异性产生兴趣和仰慕心理，容易"早恋"。青春期的女孩身体和心理都还不成熟，所以，家长应该多关心、正确引导，让少女在与异性的接触中培养互相理解、关心与尊重的情绪，并让她们充分认识到互相欣赏是正常现象，但现在并不是适合恋爱的季节，就如春天花朵都是美丽的，但秋天的果实才更甜美。

同时，可以通过看书、听讲座、看科普电视等形式，让青春期的孩子了解科学的男女生理卫生知识、了解青春期的特点、了解正确的性知识及知道必要的避孕方法，从而顺利度过人生中最美妙的青春期。

二、生育期的保健

1. 什么是生育期

生育期是女性一生中的重要时期，从 18 岁左右开始共约 30 年左右。在这个时期里，女人要完成结婚、怀孕、生子、哺乳等重要工作。

2. 哪些情况属于月经不调

月经是女性妇科情况的晴雨表。正常的月经是规律、周期性的，每隔 21 ~ 35 天（平均 28 天）月经来一次，每次持续 2 ~ 8 天，月经量每次用 1 ~ 2 包左右卫生巾，无痛经或下腹稍胀痛，但能忍受。

如果出现以下情况就称为月经不调：

（1）月经提前，周期缩短，短于 21 天，而且连续 2 个月以上出现此情况。

（2）月经延迟，超过 37 天，甚至 40 ~ 50 天才来一次，并连续两个月以上出现此情况。

（3）月经经期持续时间延长，超过 7 天以上，甚至更多时间才干净。

（4）月经中期出血，两次规律的月经周期中间出现的出血。

月经不调可以是以上其中一种情况，也可以是几种情况都同时出现。

3. 生育期月经不调怎么办

规律的月经是女性生殖能力成熟的标志，是生育期妇女的重要生理现象。但生活中许多女性都曾遭遇过月经不调的困扰。

出现这些情况首先需弄清月经不调的原因，如：生活环境、饮食结构改变，心情烦躁、过度劳累等等都会造成月经不调。如果您通过自身的调理仍无好转，那就得赶快到医院啦！因为子宫肌瘤、卵巢肿瘤、异常子宫出血等一些妇科疾病也会造成月经不调。

4. 如何赶走经前烦恼

月经前，总有那么几天会觉得心烦气躁，看什么都不顺眼，做什么都不顺心，易怒，紧张，注意力不集中，有的还感到全身乏力困倦，乳房胀痛等，月经来后这些症状又会消失，弄得女性朋友极为烦躁，但又无法控制，不知该如何是好。

其实不要担心！您可以到医院进行检查，如果没患有其他疾病，您可能就是经前综合征了。一般确诊为经前综合征后可以通过调整饮食、禁烟禁酒、加强体育锻炼、加强营养、改变环境、减轻心理压力、保持乐观自信等就能极大的缓解症状。同时，还要多与家人沟通，争取家人的理解和帮助等。如果通过这些方式都仍然无法改变，就只能求助于医生，给予药物进行治疗了。不然，经前综合征虽然不是病，但也会影响您的生活和工作。

5. 为什么要进行婚前检查

结婚前一定要先进行婚前检查，这是保证婚后家庭幸福的重要一环。

婚前体检主要是对准备结婚的男女双方进行医学检查，筛查可能影响结婚和生育的疾病。通过检查，可以发现双方是否患有疾病、是否适合结婚、是否能够生育、孩子患遗传病的几率等，还会对性知识欠缺的恋爱双方进行指导，以利于婚后生育健康宝宝。婚检后，可以及早发现病情，及早进行治疗，即使某些疾病不能治疗，也可以在婚前让双方都知晓，免得婚后发现问题，双方不能接受而导致婚姻破裂。

婚检时，医生会维护您的尊严，保护您的隐私。所以，为了您及家人幸福，放心地进行婚检吧！

6. 到医院做妇科检查时要注意些什么

要到医院做妇科检查了，很多女性朋友都很紧张、怕羞、不知所措。其实没那么可怕，您只需要了解以下几点以便更好的配合医生检查就可以了。

(1) 带上以前的检查病历和资料。

(2) 检查时间尽量避开月经期。但如果是月经不规律或异常阴道流血，就需要随时去医院检查了。

(3) 检查前需要解小便，排空膀胱，除非医生有特殊要求，如需要憋尿做 B 超检查等。

(4) 检查时的特殊体位：臀部放在检查床边缘，双脚放在检查床支架的两边，即膀胱截石位。

(5) 尽量配合医生的检查，腹肌放松，深呼吸，您的配合也决定了医生检查的准确性哦！

三、绝经过渡期的保健

绝经过渡期就是人们常说的"更年期"。

1. 什么是更年期

更年期是指从月经开始出现不规律，到最后一次月经的时期。更年期一般在 40 岁以后出现，短则 1~2 年，长可达 10 余年。

2. 哪些症状表明您已进入了更年期

女人到了一定年纪，就会出现疲劳、焦虑等不适，小心！这可能是更年期惹的祸。

（1）月经不调是女性更年期开始的主要表现。月经从不规律到最后完全停止，是女性进入更年期的标志。更年期月经不调可以表现为月经周期延长或缩短，月经持续时间忽长忽短，月经量忽多忽少，甚至突然就不来了。

（2）潮热盗汗是更年期的另一主要表现。往往头面部突然感觉发热、皮肤潮红，甚至向全身发展，历时几十秒到几分钟不等，有的还会伴有胸闷、心慌等。

（3）情绪不稳定、敏感、烦躁、发怒、失眠、头痛等。

（4）不明原因的下肢水肿，甚至出现四肢麻木、食欲下降等。

（5）同房时会感到阴道干涩、疼痛，夫妻性生活质量有所下降。

出现以上情况，您需要及时、定期到医院进行检查，排除是否有子宫肌瘤、高血压等其他疾病，最后医生才会告诉您：您进入更年期了！

3. 什么叫更年期综合征

更年期女性常常因为身体里的激素水平不断下降，

出现潮热、出汗、情绪不稳定、失眠等现象，称"围绝经综合征"，又称为"更年期综合征"。

4. 更年期综合征需要治疗吗

更年期是女性的一个特殊而必然的阶段，更年期综合征带给女性很多烦恼和困惑，严重的还会引起家庭的不和谐。我们应该在正确认识的基础上，积极应对更年期给女性带来的不适，这样才能更好地展示您女性的魅力，保持家庭的和谐。

（1）首先，我们要保持良好的情绪，积极调整心态，参加适量体育运动、集体活动，保持乐观心态。

（2）注意饮食。不喝酒、不吃辛辣食物，多吃豆制品、芝麻等食物，以补充体内逐渐降低的雌激素。

（3）注意补钙。可以喝牛奶或者口服钙片。

（4）必要时补充雌激素。但是必须在医院完成各项检查后，由医生按照每个人的不同情况，个体化的给药。并且，一定要按照医生的嘱咐定期到医院复查。

5. 更年期需要避孕吗

更年期仍然存在怀孕的可能，所以仍然是需要避孕的，一般绝经一年后才不需要避孕。原来使用的宫内节育器，别急着取，可以继续使用到绝经半年以后。如果未安环，则可以使用避孕套避孕，同时可以加用润滑剂增加舒适感。这个阶段因为高血压、糖尿病、心脏病等疾病的发生率较高，是不主张使用口服避孕

9

药、避孕针等药物避孕的。

6. 更年期月经不调怎么办

更年期，很多女性都会出现月经失调，大多数月经失调与更年期内分泌失调有关。但是，有一些妇科疾病也会引起月经不调，例如：子宫肌瘤、子宫内膜息肉、子宫内膜病变、宫颈病变等。所以更年期出现月经不调，一定要及时到医院去检查。

四、老年期保健

绝经后期就是我们说的老年期。

1. 女性老年期有哪些特点

绝经后期是指绝经后的所有生存时期。到60岁以后身体各器官逐渐老化，生殖器官萎缩，骨质疏松，容易发生骨折。

2. 为什么有些绝经妇女还会患阴道炎

许多女性进入老年期后出现外阴灼热、瘙痒，白带增多、黄，有时还有尿痛、同房痛等，出现这些症状，常让老年朋友在难以理解的同时，更觉得难以启齿。

其实，这是因为进入了老年期，体内的雌激素水平下降，阴道壁萎缩，阴道内的有益细菌——乳酸菌减少，使阴道的局部抵抗力降低，细菌大量繁殖引起阴道炎，俗称为"老年性阴道炎"。患了阴道炎需要到医院通过补充雌激素增加阴道抵抗力来治疗，有时，医生也会给予阴道局部上药来抑制细菌生长。

3. 老年期的保健重点有哪些

部分女性认为已经绝经了，不需要任何保健了，其实是错误的。

（1）绝经后妇女骨骼变脆，容易造成骨关节的疼痛及骨折，此期应增加奶制品、鱼、豆制品等含钙食品的摄入，多晒太阳以增加钙的吸收，同时应适当补充钙剂。

（2）定期健康检查。老年期许多疾病的发生率均会增加，如高血压、糖尿病等，而定期健康检查早发现、早治疗各种疾病，可以帮助您顺利度过老年期。

4. 老年期需要性生活吗

从更年期开始，女性的性激素逐渐减少，部分女性性欲也会逐渐减退，加上这个阶段阴道逐渐萎缩，分泌物减少，同房时会产生疼痛不适，甚至会让女性产生性厌恶，严重影响妇女的身心健康和家庭和谐。所以保持良好的心态，注意加强营养、补充钙剂，适当参加社会集体活动，从事力所能及的体力劳动极为重要。

绝经后保持适度的夫妻性生活，能使老年妇女保持夫妻的亲密关系，增加生活情趣，促进身心健康。

11

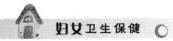

但因绝经后妇女性反应较慢、阴道干涩，所以丈夫应动作轻柔，必要时可使用阴道润滑剂。

5. 绝经后一定需要取环吗

女性绝经后子宫会逐渐萎缩变小，节育环在子宫内就容易嵌顿入子宫肌层，引起女性的腹胀、腹痛等不适，同时也会造成取环困难，所以女性的节育环应该在绝经 1 年内及时取出。

第二章

孕前保健

要想拥有一个聪明、健康的宝宝，做好孕前保健极为重要，其中包括精神、心理、身体等方面的准备。孕前保健是降低孕产妇死亡，降低新生儿畸形的一项重要措施。

一、怀孕前的注意事项

1. 孕前需要补充叶酸吗

很多妈妈都知道怀孕了需要补充叶酸，但却不知其实怀孕前就应该补充叶酸。也就是说，在怀孕前3个月开始服用叶酸，一直吃到怀孕后3个月，前后持续补充半年时间，可防止胎儿神经管畸形的发生。如果之前怀过畸形胎儿的妈妈，补充时间还要更长些，但需听从医生的安排。

为了保证优生优育，国家已经实行免费叶酸发放，在各社区医院或产科门诊均可领取。

2. 准备怀孕了，家里还可以养宠物吗

家里的猫、狗等宠物一直都陪伴着自己，已成为家里难以割舍的一员，准备怀孕了，是不是一定得把这些宠物送走呢？

宠物对准妈妈最大的威胁就是带来传染病。长期密切的接触宠物，有可能感染弓形虫、狂犬病等，从而导致胎儿畸形、死胎等。所以，准备怀孕的妈妈一定尽量少接触宠物，要与宠物保持一定的距离。一旦接触宠物，应立即洗手，避免感染病原体。曾经养过宠物的，应在怀孕前去医院检查，确认没感染弓形虫等病原体才能怀孕。

总之，为保险起见，在怀孕期间还是暂时离开宠物为好。

3. 怀孕前吃药对宝宝有影响吗

药物是引起宝宝畸形很重要的一个因素，特别是在怀孕前三个月，宝宝最容易受到药物的影响。如果在怀孕前服用了某些药物，如激素类、抗癌药等，在体内停留、发生作用和排出的时间都较长，会引起宝宝畸形的可能。

所以，有计划怀孕的准爸妈，至少在怀孕前三个月左右就不能自行服用药物，尤其是毒副作用较大的药物。如果需要服药，必须在医生的指导下服用。开药前先给医生说明正准备怀孕，这会让医生权衡利弊用药。需要长期服药的女性一定要在孕前咨询医生，

确定安全的受孕时间，以保证宝宝的安全。

4. 为什么孕前就需要控制体重

（1）怀孕后体重增加是所有人都能接受的。但如果在孕前体重就过重或肥胖，会增加患妊娠期糖尿病、高血压等风险，也会增加流产、早产、宝宝畸形的风险；体重过轻也会影响内分泌代谢，就如土壤贫瘠一样无法受孕。所以在孕前维持适当的体重是很重要的。

控制体重的最好方法是改变您的饮食方式及增加运动量，这样您才能有健康的身体迎接宝宝的到来。

（2）如何计算自己的体重是否标准呢？可以用体重指数（BMI）来判断。BMI = 体重（kg）/身高$(m)^2$。BMI 在 18~25 之间的是正常体重，超过标准体重 10% 者为偏重，超过标准体重 20% 以上者为肥胖，低于 10% 者为偏瘦，低于 20% 者为消瘦。

举例：一名体重是 50kg，身高是 1.60m 的女性，她的 BMI = 50/（1.60×1.60）≈19.5。她的体重属于标准体重，可以考虑怀宝宝啦。

二、孕前保健重点

15

1. 孕前需做的检查有哪些

孕前检查不是普通的健康体检，它除了需了解孕前的基本健康状况外，还需了解有无与怀孕相关的高危因素，以便医生进行孕前治疗和优生优育指导，对降低孕产妇死亡率和出生缺陷率有重大意义。

（1）血常规检查：通过血常规检查可以了解有无贫血、炎症、凝血功能异常等，可提前针对异常及时处理，避免产时发生大出血等意外情况。

（2）尿常规检查：十月怀胎，身体各方面的代谢增加，对于母体的肾脏系统是一个巨大的考验。如果孕前发现准妈妈患有肾脏疾病，就应该及时咨询医生，了解是否适合怀孕，并做出及时有效的处理。

（3）大便常规检查：可排除消化系统有无疾病及寄生虫感染，如果有应先治疗，防止怀孕后合并感染，造成流产、胎儿畸形等严重后果。

（4）胸部Ｘ线片：通过胸部Ｘ线片可以了解有无结核等肺部疾病。患有结核的女性朋友，应先治愈后再怀孕。活动性结核会因为怀孕和产后劳累加重病情，且有传染宝宝的危险。

（5）肝功、肾功能检查：检查肝功、肾功的各项指标，可以了解有无肝脏、肾脏疾病。如果准妈妈们患有病毒性肝炎、肾炎，又没有发现，怀孕后病情会加重，而且容易造成早产，甚至发生孕产妇及新生儿死亡等严重后果。

（6）妇科Ｂ超检查：妇科Ｂ超检查可以帮助了解子宫发育情况，了解是否有子宫畸形、子宫肌瘤，卵巢是否有囊肿等。

（7）白带常规检查：白带常规检查主要是了解生

殖道有无致病微生物感染，如滴虫、霉菌、淋球菌等，在怀孕前检查，如已经感染，应先治愈后再怀孕。怀孕后合并感染，可引起胎儿宫内感染、产道感染、影响胎儿的发育，还会引起流产、早产等。

（8）TROCH检查：包括风疹病毒、弓形虫、巨细胞病毒、单纯疱疹病毒体等。这几种检查结果正常为阴性，如为阳性且怀孕，会引起流产或胎儿严重畸形，所以TROCH检查是极为重要的检查，若为阳性则必须在医生指导下进行治疗后怀孕。

（9）特殊检查：如ABO溶血检查、遗传病检测、乙肝病毒抗原检测、性病检测、糖尿病检测等。以上应充分咨询医生后，做相应的孕前检查。

2. 怀孕前丈夫需要检查吗

旧的观念认为：生儿育女是女人的事，宝宝也是在妈妈身体里孕育长大的，所以只有女人才需要做孕前检查，其实这种观念完全是错误的。尽管整个孕期需妈妈承担主要责任，但爸爸的责任也不少哦。

众所周知，健康的宝宝必须首先由健康的精子和卵子相结合才能形成受精卵，最后发育成胎儿，诞生可爱的宝宝。所以在怀孕前准爸爸最重要的检查就是做精液检查，了解其生殖能力如何，有无染色体的异常，有无前列腺炎等，另外还有肝炎指标的检查等，这些对能否孕育健康的宝宝来说至关重要。

3. 孕前检查的最佳时间

孕前检查的时间最好在准备怀孕前 3 ~6 个月进行，一旦检查发现有问题，就可以有时间进行治疗。

女方最好在月经干净后 3 ~7 天到医院检查，检查前最好不要同房；男方精液检查最好在禁欲 3 ~5 天后去检查，最好不超过 7 天。

检查一定要到正规医院进行，谨防上当受骗。

4. 备孕需要中医调理吗

一般是不需要的，健康的生活方式对身体本身也是一种调理。当然，如果身体有问题，也可以考虑中医进行调理。

备孕的过程是充满期待的过程，备孕是怀孕过程中极为重要的一环，每一个细节都可能会影响到宝宝的健康成长和发育，所以备孕爸妈应该尽早与医生取得联系，做好必要的保健工作，让每个家庭都幸福、每个宝宝都聪明健康。

第三章

孕期保健

　　孕期是指从怀孕到正式临产，发动分娩这个阶段，是胚胎、胎儿在妈妈体内生长发育的过程。对于月经周期是 28 天的女性来说，从最后一次月经来潮第一天开始计算，直到预产期分娩，整个孕期一般是 280 天，即 40 周。以 4 周即"一个月"为计算单位，40 周就为"十个月"，这就是人们常说的"十月怀胎"。对于怀孕的妈妈来说，十月怀胎极为不容易，这是一个充满艰辛而又幸福的过程，需要定期到医院做产前检查，注意饮食及营养，不能剧烈运动，远离吸烟场所及商场、电影院等人群密集的地方。

　　妊娠怀孕期间的妇女我们常称之为"孕妇"，也叫准妈妈；第一次怀孕生产的妇女称"初产妇"，已生产过一次及以上的妇女称为"经产妇"。

一、产前检查有必要吗

1. 什么是产前检查

产前检查就是指怀孕后定期的孕期检查，从怀孕到分娩，定期的检查可以保证孕妇和胎儿的健康，直至妈妈平安生产、宝宝顺利降临。

怀孕、分娩生产，对大多数妇女来说是一个自然生理过程，一般不会发生异常情况，这就是所谓的"瓜熟蒂落"。但是仍有部分妇女在怀孕、分娩生产过程中会发生各种各样的问题，所以为了保证妈妈和宝宝的安全，必须要进行正规产前检查，及早发现异常，及时进行检查或治疗，这样才能减少孕妇在整个孕期的风险，减少新生儿的死亡风险。

2. 产前检查可以帮助测算预产期吗

医生可以根据女性的最后一次月经来潮时间或者B超显示的胎儿大小等来推算预产期，以帮助怀孕的妈妈在预产期快到的时候到医院待产分娩。

以月经周期是 28 天的女性为例，预产期的计算方法，就是从最后一次月经（末次月经）的月份数减去3（或加9），日子数加上7即可。如果是用农历计算，则月的计算方法相同，但日子数改为加15。预产期是以 40 周为原则，但推算出来的预产期并不是说宝宝一定就在这个日子出生，大多生产时间是在 37 至 42 周之间，所以，宝宝在预产期前后两周内出生都属正常范围。

举例：

（1）最后一次月经（末次月经）是2012年2月8日，计算预产期的方法是：

月份：2 +9 =11

日期：8 +7 =15

预产期为：2012 年 11 月 15 日

（2）最后一次月经（末次月经）是2012年5月8日，计算预产期的方法是：

月份：5 −3 =2

日期：8 +7 =15

预产期为：2013 年 2 月 15 日

3. 产前检查可以判断妈妈能否继续怀孕吗

怀孕是一个复杂的过程，孕期的变化瞬息万变，通过定期的产前检查，有助于医生及时发现某些威胁母婴安全的妊娠并发症。同时，孕妇需积极配合医生对发现的问题及时进行处理。

通过医院全面的身体检查，医生可以判断女性是否有心脏病、高血压等疾病，并且根据病情程度来判断是否能继续承受怀孕的负担。如果病情严重，对妈妈的身体负担太大，不能继续怀孕，医生会建议孕妇终止怀孕，以保证妈妈安全。

21

4. 产前检查对胎儿的健康有利吗

在产前检查过程中，医生会通过孕妇血液检查、B超检查、胎心监护等多种方式，密切监测胎儿在妈妈腹中的生长发育及健康状况。但因为脐带、羊水等各方面原因，也有胎儿突然在子宫内死亡的可能。所以，产前检查只能是最大可能保证胎儿在母体内的健康。

5. 通过产前检查可以确定分娩方式吗

通过产前检查，医生会给予孕妇分娩方式的建议，如果能够顺产，就最好顺产，不适宜顺产就选择剖宫产终止妊娠，在产前检查时就提前做好准备，防患于未然。但生产过程是极其复杂的过程，俗话说的"儿奔生，娘奔死"就是这个道理。所以，具体分娩方式的选择，每个女性都无法在产前完全确定，需由医生在产前或产时个体化的帮助指导。

6. 孕期共需要到医院检查多少次

整个孕期孕妈们都需按时到医院进行产前检查。具体时间：怀孕28周以前，每月检查一次；怀孕28~36周，每半个月检查一次；怀孕36周以后，需每周到医院进行检查。所以，整个孕期至少要到医院检查9~11次，如果有异常情况，需适当增加检查次数或随时到医院进行检查。

产前检查时间表

怀孕时间	检查频次
28 周以前	1 次/月
28~36 周	1 次/2 周
36 周以后	1 次/周

二、孕期各个月份保健重点

1. 怀孕第一个月如何保健

（1）时间推算：妊娠第一个月是指孕妇从最后一次月经（末次月经）第一天开始计算，以后四周以内的时间。

（2）孕期变化：这个阶段，大部分孕妇还没有什么反应，甚至可能还不知晓已经怀孕，所以只要每个月固定的"大姨妈"迟迟没来，就需要怀疑自己是否怀孕。建议您及时到医院妇产科找专科医生检查或者可以先到药店买早孕试纸条自行进行检测。但由于每位女性的月经周期有不同，排卵时间不同，所以，早期测出是否怀孕的时间也就有所不同。

（3）保健重点

1）尽量避免到人多的地方，避免感冒及接触射线等有毒有害物质。

2）避免喝浓茶、咖啡、饮料等，白开水是最好的饮品。

23

3）尽量与电视、电脑、微波炉、手机等保持一定距离，尽量不用电吹风，避免辐射对胎儿的影响。

4）第一个月宝宝对妈妈的营养需求并不高，只要保持营养均衡就好。

5）每天继续补充 0.4mg 叶酸至怀孕后 3 个月，预防脊柱裂或无脑儿等神经管畸形。

6）如果有感冒、发烧等不适，需要在专科医生指导下服药，切忌盲目自行服药，否则有引起胎儿畸形的可能。

2. 怀孕第二个月如何保健

（1）时间推算：妊娠第二个月是指怀孕第 5~8 周，胎芽发育形成胚胎。此期有了手指的形状，眼睛开始形成，神经管也开始形成，胚胎有了心跳。

（2）孕期变化：这个时期大多孕妇已经开始有恶心、呕吐、食欲减退等早孕反应了，有些呕吐还会比较严重，但每个孕妇的反应时间、症状、程度会有不同。如果呕吐严重、不能进食引起妊娠剧吐，体重降低的还需住院治疗，严重的可能会终止妊娠甚至危及生命。

大部分孕妇会出现尿频等症状。

这个阶段孕妇的腹部仍看不出发生变化。

（3）保健重点

1）本月，需要到医院产科办理《孕产妇健康管理手册》，医生会根据最后一次月经情况确定孕周、推算预产期，评估是否有危险因素影响母儿安全。

2）怀孕第二个月医院会对孕妇的身高、体重、血压、血型、肝肾功能、血常规、尿常规、乙肝、梅毒等行常规检查。

3）饮食与营养：孕妇会因早孕反应导致呕吐、食欲不振等，所以在饮食上可少量多餐，选择清淡、易消化食物，保证合理的营养。

4）这个阶段是心脏、血管系统等各器官分化、发育最敏感的阶段，应最大可能地避开有毒、有害物质，尽量避免接触 X 线及其他射线。

5）保证睡眠，注意休息，适当运动，但需避免长时间站立或剧烈运动，因这一时期最容易发生流产。

3. 怀孕第三个月如何保健

（1）时间推算：妊娠第三个月是指怀孕第 9～12 周。进入了胎儿期，这时，胎盘开始形成，脐带开始长长，胎儿已经初具人形了。

（2）孕期变化

1）大多数孕妇恶心、呕吐等早孕反应继续加重，持续到第三个月末才会逐渐好转。

2）乳房开始明显发育，乳房长大，乳头颜色开始加深，甚至发黑。

3）子宫不断增大，压迫膀胱引起的尿频等小便时间缩短症状，在怀孕 12 周左右逐渐缓解。

（3）保健重点

1）继续补充叶酸至本月末。

25

2）此期仍是胎儿容易致畸、流产的时期，所以避免辐射、避免服药、适当休息仍很重要。

3）还应该特别注意的是在怀孕 11～13^{+6}周，需要到医院做一次 NT 检查（颈部透明度检查），用于早期诊断胎儿染色体疾病和早期发现胎儿畸形等。

4. 怀孕第四个月如何保健

（1）时间推算：妊娠第四个月是指怀孕第 13～16 周。这个阶段，胎儿的内脏基本发育完全，眼、耳、鼻已基本形成，已经可分辨男女性别。

（2）孕期变化

1）早孕反应基本结束，食欲也慢慢恢复，身心状态变好，情绪趋于稳定，皮肤也变得容光焕发。

2）体重开始增加，乳房进一步增大。

3）孕妇下腹部开始稍稍隆起，但还不是很明显。小宝宝在妈妈的子宫里开始打嗝、做许多小动作了，他（她）会握拳头、皱眉头、做鬼脸，也会吸吮自己的手指。但您现在还感觉不到胎儿明显的活动。

（3）保健重点

1）很多孕妇从这期开始出现小腿抽筋等缺钙表现，所以可以开始补充钙剂，饮食上要增加营养，多吃瘦肉、菠菜、牛奶、豆制品等含钙、含铁高的食物，有助于宝宝的发育。

2）出现疲劳、头晕、脸色苍白、心慌等不适的孕妇，要考虑是否有贫血，需及早就医，进一步做贫血的相关检查。

3）这月末，孕妇发生流产的可能性已减少，但仍需保持情绪的平稳，并可根据孕妇身体素质，做适当的运动如孕妇体操、瑜伽等。

4）这个阶段虽然 B 超下能分辨男女性别，但非医学指征进行性别鉴定属于违法行为。《中华人民共和国人口与计划生育法》第三十五条规定：严禁利用超声技术和其他技术手段进行非医学需要的胎儿性别鉴定；严禁非医学需要的选择性别的人工终止妊娠。

5. 怀孕第五个月如何保健

（1）时间推算：妊娠第五个月是指怀孕第 17～20 周。这时的胎儿身长约 23～25cm，体重约 250～300g。

（2）孕期变化

1）孕妈妈体重增加明显，臀部突出，整个身体变得较为丰满。下腹部的隆起也逐渐明显。

2）您将经历孕期最美妙的时刻——第一次感觉到胎动，只是这时候的宝宝运动量不是很大，所以感受也不会是特别明显。

3）这个时候，您的面颊、前额等部位会出现暗褐色斑块，这就是妊娠斑。不要怕，大多数妈妈在生产后会慢慢消失恢复原样的。

4）子宫在腹腔内增大，对膀胱的压迫减轻，尿频现象基本消失。

5）孕妇外阴变得湿润，要经常清洗外阴，勤换内

27

衣裤。

（3）保健重点

1）现在您应该坚持有规律地数胎动了，若胎动计数≥6 次/2 小时就说明宝宝是安全的，<6 次/2 小时或胎动减少 50%，说明胎儿在子宫内有缺氧可能，应立即到医院进行检查。

2）许多医院产科都会举行孕妇学校的培训班，主要讲解怀孕期间或产后的各种注意事项，您可以与许多准妈妈们一起听课，分享怀孕的感受，了解更多孕期的知识。

3）到医院的例行产前检查，除了常规的测血压、称体重、听胎心音外，这个时期很重要的一项检查是唐氏筛查。这种检查是通过抽取孕妇的血液，并根据孕妇的预产期、年龄、体重等，测算生出有先天缺陷胎儿的危险系数，如果是高风险的孕妇，就需要转到产前诊断中心做进一步诊断性检查。

6. 怀孕第六个月如何保健

（1）时间推算：妊娠第六个月是指怀孕第 21~24 周。宝宝的体重在不断增加，大约已有 350~400g，身长已有 29~32cm 了。

（2）孕期变化

1）已能看出典型的孕妇体形，腹部凸出，膨隆明显，腰部增粗开始明显，动作也开始变得比较吃力。

2）乳房发育更加迅速，用力挤压乳房时可流出少许黄色稀薄的乳汁，但切记不能经常用力挤压乳头，以免刺激宫缩，引起流产。只需在洗澡时轻轻搓洗乳头，如果有乳头凹陷，就需要用乳头矫正器了，不然宝宝出生后吸吮您香甜的乳汁会极为困难。

3）部分准妈妈如果出现脚背或小腿浮肿，需到医院检查，排除是否有妊娠期高血压疾病。如无异常，可采取抬高下肢的方式减轻脚部水肿。

4）怀孕6个月，几乎所有的孕妈妈都能清楚地感觉到明显的胎动。

（3）保健重点

1）这个阶段胎儿发育非常迅速，他（她）会贪婪地吸取妈妈体内的营养成分，如铁剂、钙剂等，所以您更容易出现缺铁性贫血、缺钙等，所以补钙、补铁、保持营养的均衡尤为重要。

2）宽松的棉麻、透气、轻便的衣服，是孕妈妈的最佳选择。

3）这个时期的宝宝已经具备了听力和学习的能力，他（她）最爱听的就是爸爸妈妈温柔的声音了，把您想给他（她）说的话每天说出来，进行交流，会让宝宝和您的关系更加密切。舒缓的音乐也会让宝宝健康地成长，所以给予宝宝抚摸和对话，能大大地培养母子（父子）感情，千万别错过这个阶段。

4）医院的产前检查的除常规项目外，本阶段的检查重点是胎儿系统超声，18~24周的系统产前超声检

29

查，能检查出致命的胎儿畸形，包括无脑儿、严重脑膨出、严重开放性脊柱裂、严重腹壁缺损及内脏外翻、致命性软骨发育不良等。如果发现异常需要及时终止妊娠。当然，因胎儿位置、羊水多少等多种因素的影响，系统超声检查也有不能很好地显示某些结构的可能，所以系统超声也不能完全检查出胎儿的所有畸形。

7. 怀孕第七个月如何保健

（1）时间推算：妊娠第七个月是指怀孕第 25～28 周。胎儿体重稳步增加，已有约 1000～1400g 左右了，皮肤薄且有不少皱纹，样子像个小老头，身体比例已较匀称，能听到强有力的胎心音了。

（2）孕期变化

1）孕妈妈体重继续增加，肚子越来越大，身体更加臃肿，手脚更加不灵便，身体重心移到了腹部下方，因而走路时显得不平稳。

2）体内激素的变化以及肚子的长大，让漂亮妈妈隆起的肚子皮肤上，有些甚至大腿皮肤上长出宽窄不同、长短不一的粉色或紫色的波浪状花纹，有时候还会有痒痒的感觉，但千万别去挠抓，生产分娩后，这些花纹会渐渐消失，最后留下白色或银白色瘢痕线纹，就是我们常说的"妊娠纹"。

（3）保健重点

1）腹部越来越大，增大的子宫压迫腹部会让准妈妈感觉不舒服，此时向左侧卧位能增加胎盘的血液以供应给宝宝。

2）丰富的营养饮食能充分保证胎儿的生长发育，多吃水果及纤维多的食物保证大便通畅，但体重增加也不能太多，最好是每周增长 0.3~0.5kg，肥胖的妈妈每周增长 0.3kg 就可以了。

3）24~28 周，产前检查的重点内容除了常规测血压、血常规、尿常规等外，还有一个重要内容就是妊娠期糖尿病的筛查，这对宝宝及妈妈的身体健康都极其重要。而对于有糖尿病家族史、年龄在 30 岁以上、妊娠前就肥胖、出现过不明原因的死胎等情况的孕妇，在妊娠后第一次到医院检查时就应进行糖尿病筛查试验。记得在做检查前三天正常活动、正常饮食，但抽血前一天晚饭后到第二天早上就不要再吃东西了哟，要空腹 8~14 小时呢！

8. 怀孕第八个月如何保健

（1）时间推算：妊娠第八个月是指怀孕第 29~32 周。到本月末，胎儿的体重已有约 2000g 左右了。胎儿的皮下脂肪更加丰富，看起来更像一个婴儿了。

（2）孕期变化

1）部分妈妈脚肿会更明显，如果到医院排除是血压高、肾病等因素外，那这就是正常的现象呢。

2）由于激素的作用，乳房继续增大、隆起，妊娠纹较前月更为增多、明显。乳头周围、下腹、外阴部的颜色也逐渐加深，骨盆、关节、韧带均会出现松弛，从而引起腰部、骨盆、关节的疼痛。

（3）保健重点

1）28 周后，就要每两周到医院去做一次检查了，如果有皮肤瘙痒、皮肤变黄等，需立即到医院检查，排除是否有妊娠期肝内胆汁淤积症。

2）怀孕 30~34 周还需再次行产科 B 超检查，对胎盘、脐带、羊水等进行动态观察、以及再次对胎儿进行畸形的筛查（如肢体短缩、脑积水等）。

3）宝宝的胎动在这个时期也会更加明显，您随时需要忍受宝宝的"拳打脚踢"，但这是一个相当甜蜜的过程！所以还是得监测胎动，来了解宝宝在妈妈腹中是否安全！

4）这个时期，您如果久躺了可能会出现头晕、心慌、呼吸困难等不适，这就是仰卧低血压综合征，马上改为向左侧侧卧位，这些症状就可缓解。所以，妈妈们，到怀孕中期后要尽量朝左侧卧位。

5）继续参加孕妇学校吧，在学习的过程中，可以了解分娩的相关知识，以解除您对分娩的恐惧。

9. 怀孕第九个月如何保健

（1）时间推算：妊娠第九个月是指怀孕第 33~36 周。这时的宝宝已经在为出生做好准备，将身体转为头位（即头向下）。当然，也有胎儿是臀位（即臀部向下）或其他姿势的，医生会建议采取措施进行纠正，即使无法纠正，医生会通过剖宫产等方式让您和宝宝母子平安的。到本月末，宝宝肺发育已经基本完成，即使出生，存活的几率也较大了，体重也可达到2800g左右。

（2）孕期变化

1）越来越大的腹部会使孕妈妈心慌气喘、动作更加笨拙、迟缓。胃部胀满感更加明显，容易引起便秘。这时更要少食多餐，多吃些薯类及含纤维多的蔬菜。

2）沉重的身体也会使心脏负担加重，稍微活动就会变得呼吸急促、气喘吁吁，如果出现心慌、神倦等不适，就必须到医院检查。同时，子宫的增大，也加重了下肢身体的负担，经常会出现腰痛、脚抽筋等不适，可以多按摩腿部或将脚抬高。

3）精神上的疲劳和紧张以及频繁的胎动、左侧卧位睡眠姿势的限制等因素会经常导致失眠的发生。这时，您一定不必为此烦恼，放松心情，和宝宝说说话，心平气和自然就能够入睡。同时，也可以寻求医生的帮助。

（3）保健重点

1）孕晚期的常规产前检查尤为重要，是必不可少的，不要怕嫌麻烦不去医院哦！

2）每次产前检查的胎心监护是一个重点内容，可以让医生了解宝宝在妈妈体内是否有缺氧，对监测宝宝的生长状态是很有必要的。

3）离预产期还有一个多月的时间，但待产包却需越早准备越好，妈妈的身份证、医保卡、孕产期保健

33

卡；牙膏、牙刷、毛巾、内衣、卫生纸巾等妈妈的生活用品；宝宝的衣服、尿布等宝宝生活日用品，出生后妈妈不能喂奶的还需准备奶粉、奶瓶。

4）宝宝逐渐长大，在妈妈体内的活动空间越来越小，所以妈妈能感觉到的胎动也减少，这是正常现象，只要按照医生要求的方法自数胎动，做好家庭监护，就不会有问题啦！

5）如果多次出现下腹有规律的疼痛或者出血，这是早产的症状，应立刻到医院检查。

6）饮食上可以有意识的从食物中获取更多的维生素 K，防止产后大出血的发生。如：菠菜、动物肝脏等。

10. 怀孕第十个月如何保健

（1）时间推算：妊娠第十个月是指怀孕第 37 ~40 周。胎儿的内脏器官已经完全成熟，这时的胎儿已叫足月儿，已经完全能独立生存了。坚持下去，您和宝宝很快就要见面了！

（2）孕期变化

1）这个月孕妇已近临产，胎儿下降到骨盆，使胃和心脏受到的压迫减少，食欲逐渐恢复，呼吸也更加顺畅，孕妇变得轻松起来，但排尿次数逐渐增加，便秘也稍明显。

2）乳房也迅速发育，做好了哺乳的一切准备。

3）骨盆的各个关节也在不断松弛，以利于在生产时将骨盆拉宽几厘米，使胎儿顺利生产。

4）子宫和阴道的弹性和分泌物也在增加，有助于在分娩时胎儿更容易地脱离产道。

（3）保健重点

1）还需每周进行一次产前检查，做 B 超检查，了解胎儿的大小、羊水的多少、胎盘是否老化等。行胎心监护，了解胎儿在子宫内是否有缺氧的征象。

2）最后阶段，孕妇会时常有下腹疼痛的感觉，如果持续时间短，晚上明显，白天又消失，这些都是假临产的症状，可以继续等待。

3）如果腹痛越来越明显，时间间隔越来越短，小于 10 分钟，持续时间越来越长，大于 15 秒，或有阴道见红等，这是临产的征兆，需要马上到医院住院。

4）如果阴道突然有大量液体流出来，像小便样，可能就是胎膜早破，需要立即前往医院。

5）对第一次生孩子的妈妈来说，从发作到最后宝宝出生，一般会需要 8~14 小时，而对已经生过一次孩子的妈妈来说，更要提前做好住院的准备，从发作到宝宝出生时间会很短，有些甚至仅需 2~3 小时。

6）医生会根据您的情况，尽量建议您顺产。您要尽量保持冷静，听从医生的指挥，这样才能生产得更顺利。当然，如果有剖宫产指征，医生会随时告诉您做好手术的准备。

7）脐带血的保留对治疗白血病有一定的作用，您

35

可以和您的家人及医生一起商量，要不要保留脐带血。

经历了 10 个月的风风雨雨，您的小宝宝终于要和您见面了，您，准备好了吗？

三、孕期常见问题

怀孕是一段幸福又艰辛的过程。随着肚子里小宝宝一天天长大，一方面是欣喜若狂，而更多的是担忧：担心自己怀孕后身体变样，担心老公不喜欢自己的大肚子，担心宝宝是否健康、宝宝是否聪明、宝宝是否能顺利出生，担心医院是否会抱错自己的宝宝。其实孕妈妈只要做好必须的产前检查，掌握相关的孕期知识，多与医生、家人、生过孩子的朋友进行沟通交流，相信医学、相信医院、相信自己，就能够缓解这种焦虑的情绪。

1. 怀孕后还会来月经吗

一旦检查确定怀孕了，就意味着在宝宝出生前都不会再来月经了。那为什么有些人在怀孕阶段还会有阴道流血如月经来潮呢？其实这不是月经，而是不正常阴道流血，需及时到医院检查是否有流产、早产或胎盘异常等。

2. 孕妇缺乏叶酸有哪些危害

孕妇体内叶酸缺乏是导致胎儿神经管畸形发生的

主要原因，还可导致眼、口唇、胃肠道、肾脏、骨骼等器官的畸形率增加。此外，还可引起胎盘早剥、流产、胎儿发育不良和低出生体重等。严重叶酸与维生素 B$_{12}$ 缺乏还可引起贫血，影响母婴健康。所以怀孕前后补充叶酸相当重要。建议孕前 3 月开始至怀孕 3 个月补充叶酸 0. 4 ~ 0. 8mg/d。

3. 每个孕妇都需要补钙吗

是的，绝大多数孕妇到了妊娠中晚期，即怀孕 4 个月后，都需要补充钙剂。因为宝宝的骨骼、牙齿等的发育都需要钙剂，而孕妇每天从食物中获得的钙不能满足宝宝的生长发育所需，所以补钙是相当必要的。且在补钙的同时，可加补维生素 D 以促进钙的吸收和利用。建议自怀孕 16 周起每日补钙 1000mg，妊娠晚期可增加至 1500mg。

4. 哪些钙剂比较好

多数钙剂的吸收基本都差不多，所以一定不要轻信广告里面那些夸大其词的骗人话。只要钙制剂里钙元素的含量是真实的，是正规厂家生产的、有安全保障的钙，就可以补充。

5. 腿抽筋就是缺钙吗

怀孕中晚期腿抽筋的主要原因是缺钙，补充钙剂后一般就可以缓解症状。但如果孕妇过于疲劳、小腿供血不足等原因也会引起小腿抽筋，所以补充钙后仍抽筋的孕妇就需到医院进行检查。

6. 孕期能过性生活吗

怀孕头三个月属于妊娠早期，这个阶段外界刺激或特殊原因均可引起流产，怀孕最后一个月性生活时对母体腹部压迫容易引起早产。故怀孕头三个月和最后一个月应尽量控制性生活，如特殊需要，也一定要注意动作轻柔，不能过度兴奋。其余孕期可过性生活，但同样应注意动作轻柔，控制次数，不宜过于频繁。

7. 怀孕了就不能吃任何药物吗

怀孕是一个特殊的生理时期。怀孕头3个月内药物引起胎儿畸形的可能较大。3个月后到分娩，胎儿除了部分器官未发育外其余各个器官已经基本形成，药物引起的畸形可能就会减少。所以整个孕期如果出现疾病是可以用药的，但必须在医生指导下用药，而不能擅自使用药物。

8. 怀孕后还能化妆吗

爱美是女人的天性，对于不少习惯出门就化妆的女性来讲，怀孕后是否还能化妆就成了一个比较困扰的问题，化妆会引起胎儿畸形吗？这得先知道一个数据，那就是由化学物质和药物引起的畸形儿只占胎儿畸形比例的1%，所以如果怀孕后想化妆也最好是淡妆，当然如果想做到万无一失，那就最好不要化妆。如果要去医院进行产前检查了，最好不要涂口红，因为口红的颜色会掩盖嘴唇的颜色，而无法让医生判断您是否贫血。

同时，即使医生告诉你化妆一般不会引起胎儿畸形，并不能保证这个孩子肯定没问题，因为造成胎儿畸形的原因是很复杂的。

9. 怀孕后妈妈越胖宝宝越健康吗

医学上出生体重超过 8 斤的新生儿称为巨大儿。巨大儿常需手术助产才能分娩，分娩过程中可引起锁骨骨折或因肩娩出困难而致死亡，妈妈也容易患上糖尿病、高血压等。所以，孕妇应在整个孕期按规定进行产前检查，主动接受医生的饮食指导，每周体重增加不超过 1 斤，整个孕期最好总增重 10~15 公斤。

10. 孕妈妈饮食应避开哪些误区

孕妈妈的健康均来自饮食营养，那么，在饮食方面应避开哪些误区呢？

误区一：营养多总比营养少好。过度营养容易导致妈妈肥胖、糖尿病、血压升高等，也易引起宝宝成为巨大儿、出生后的肥胖、糖尿病等。

误区二：主食没营养，尽量少吃。主食主要为米饭、馒头等碳水化合物，可以给妈妈提供身体所必须的能量、维持血糖。主食吃得过少，易发生低血糖，造成胎儿在子宫内缺氧，最后危及母儿的安全。

11. 孕妈妈自己该如何数胎动

当宝宝缺氧时，妈妈会感觉到宝宝在肚子里躁动不安、胎动过度增加或胎动明显减少，所以自我监测胎动是很重要的，正常胎动 ≥6 次/2 小时，如果 <6 次/2 小时或减少50％，则提示胎儿缺氧可能。一旦出现胎动异常就需立即到医院就诊。

12. 怀孕晚期什么样的睡觉姿势才更安全

怀孕6个月后，肚子越来越大，有时连正常的翻身都相当困难，这会影响妈妈的睡眠，那怎样的睡觉姿势才能更有助妈妈睡好觉，有利于宝宝的健康呢？

到了怀孕晚期，最好的睡觉姿势是向左边侧卧睡。当然，一直保持一个睡眠姿势是不太可能的，也可以左右交替侧卧位，尽量不要平躺，以防出现头晕、恶心等低血压反应，宝宝也会在子宫里缺氧。如果朝左边侧卧睡不舒服，也可以在右边腰后垫一个高点的枕头，然后再平躺，这样虽然人是平躺的，但肚子是朝左边的，妈妈会感到舒服一些。

13. 孕期白带增多怎么办

孕期白带增多，是长期困扰孕妈们的一个难题，事实上，如果只是白带增多，而不伴有瘙痒、异味等症状，是不需要担心的，这是孕期的一个正常表现。如果白带检查出有霉菌或滴虫等，那就需要在医生指导下正规用药了。另外，孕中晚期的阴道分泌物增多，要警惕是否胎膜早破，需寻求医生的帮助。

14. 孕期照了放射线会影响胎儿吗

在怀孕期间，可能会因病情需要做 X 线、CT 等放射线检查，但这常常会引起孕妇及家属的恐慌。

大剂量的 X 线的确会对胎儿造成严重损伤，如流产、胎儿畸形等，但需要提出的是，单次的 X 线检查是无害的，低于 5rad 的 X 线照射不会对胎儿造成损伤，不会引起胎儿畸形。但一定要告诉医生，你怀孕了，医生会根据你的实际情况选择最佳的检查方法。

记住，不接受射线，不用任何药物，同样会有 4%～6% 的胎儿有各种各样的畸形，但大多数都是比较小的畸形，如多指、胎痣等。

15. 怀孕后可以开车吗

一般说来，怀孕后适当的开车对孕妇和宝宝影响都不太大，只要系好安全带，按规定驾驶应该也是安全的。只是长期保持坐位会影响到下肢血液循环，造成下肢水肿、下肢静脉曲张等，而且身体不能距离方向盘太近，以免急刹车时撞击腹部，造成宝宝和妈妈受伤。

41

16. 过了预产期还没生怎么办

对于大多数孕妈们来说，预产期到了，宝宝却还没有动静，就会着急了。其实，这大可不必，所谓"瓜熟蒂落"，宝宝成熟了，他自然会出来的。预产期只是一个估算出来的日子，只要孩子正常，37～42周之间任何一天出生，都是正常的。

到了预产期没有发作，需要再到医院，医生会再次核对预产期是否正确。如果没有产兆，可以和平常一样，每日认真计数胎动，必要时胎心监护检查，适量运动就可以了。如果到了41周，还没有动静，就必须住院待产了。

17. 脐带绕颈就必须要剖宫产吗

看到宝宝"脐带绕颈"的B超诊断，准妈妈一般会顿时紧张起来：宝宝的脖子上被套住了一根"绳子"，宝宝有没有危险？会不会缺氧？怎么办？我还能自己顺产吗？

其实近一半的宝宝都会出现脐带绕颈。宝宝每天都在妈妈肚子里活动，很容易就把自己绕进去了。多数脐带绕颈只有1～2周，极少数在3周以上，且脐带也会有足够长，大约30～100cm，且绝大多数的脐带都绕得较松，所以孕妈妈不必对此太紧张，即使有脐带绕颈同样也可以自己顺产的。只有脐带绕颈圈数较多，而且绕得较紧或脐带相对过短，影响胎儿头下降或出现胎心音改变时，医生才会考虑剖宫产终止妊娠。

18. 孕期便秘怎么办

孕期由于激素水平升高，肠道肌肉松弛，加上孕妇饮食习惯的改变，因此容易发生便秘。排便习惯正常的孕妇可以每日清晨喝一杯温开水预防便秘，多吃易消化，高纤维素食物，每日适当运动，养成按时排便的良好习惯，必要时可口服缓泻剂，如开塞露、甘油栓等。

19. 胎位不正需提前住院吗

一般而言，胎位不正一旦出现胎膜早破（即：早破水）的话，就会有脐带脱垂、几分钟内胎儿死亡的风险，必须及时作剖宫产结束分娩。所以，对胎位不正的妈妈，最好在孕 37 周左右住院，并做好随时剖宫产的准备。一旦发生胎膜早破，需立即平卧在床，用枕头垫高臀部，并立即呼叫急诊 120。记住不能自行步行或采取坐位到医院！

20. 突然在家分娩应该怎么急救

部分生二胎的妈妈经常在不知不觉中就会发现已经来不及到医院了，宝宝就要出生了，怎么办呢？

（1）急救措施：在立即拨打 120 的同时，让妈妈平躺在床上，尽量有节律地深吸气。当胎儿的头、肩部露出阴道口时，家属用双手将胎头轻轻托住，让其慢慢分娩出。胎儿生出后，一般很快就会啼哭。如果不哭，多因胎儿嘴里有羊水，家属应当帮忙吸出羊水，然后将胎儿侧放。最好等医生来后再剪断脐带，但如果医生不能及时到达，就在距婴儿腹部 5 ~10 厘米处用线进行结扎，靠近妈妈这边的脐带也需结扎，脐带中间用剪刀剪断，但一定记住，剪刀必须在火上进行消毒，否则极易发生新生儿破伤风。

（2）注意事项：宝宝经家属处理脐带后，仍必须尽早请医生注射破伤风抗毒素，一般不能超过24小时。胎盘一般会在15~30分钟内自行娩出，如果长时间仍未娩出，只要出血不多，就一定要等待医生到来进行处理，切忌自己盲目牵拉，以免造成严重后果。

总之，提前住院分娩是最重要的，但一旦发生突然分娩，需及时与医生取得联系，在医生未到达之前，做好以上准备，并及时送往医院进行下一步处理，以保证母子平安。

第四章

分娩期保健

分娩期是指从妈妈有规律且逐渐加强的阵痛，到宝宝从妈妈体内生出这个阶段。未生育过孩子的妈妈整个分娩期约需 11 ~15 小时，已生育过孩子的妈妈分娩期就快得多，有的仅需 6 ~8 小时即可完成分娩。

一、分娩方式的选择

1. 如何知道自己是不是要生了

在近预产期时，妈妈们就随时准备迎接新生宝宝的降临了，但对于什么时候住院仍很担心，那有什么信号时预示要生了，可以到医院了呢？

（1）大多数孕妇在正式临产之前 1 ~2 天内会有少量阴道流血，即见红，这是子宫口在扩张、分娩启动比较可靠的标志，需准备住院分娩了。但如果阴道流血多，超过平时月经量则不能认为是临产见红，而称为不正常阴道流血，需立即到医院检查，必要时拨打

120 急救电话。

（2）阴道突然出现像小便一样的液体流出，一般为胎膜早破，即俗话说的"早破水"。出现这种情况需立即到医院住院，以免脐带脱出，危及宝宝生命。

（3）如果出现下腹规律胀痛，从间隔10分钟一次阵痛变为间隔7~8分钟一次，且程度逐渐加重，持续时间越来越长，由原来持续痛10秒变为持续20~30秒，这时候就是正式临产了，必须马上到医院住院待产。特别是生二胎的妈妈，只要有规律阵痛就必须到医院，以免时间来不及生在家里哟！

2. 剖宫产好还是顺产好

俗话说瓜熟蒂落，从阴道顺产是人类的一种自然本能，也是分娩的最可靠方式。尽管的确有部分宝宝需要通过剖宫产才能安全降临，但顺产对妈妈和宝宝都是最好的选择。

● 顺产后妈妈的身体恢复快，当天就可以下床、进食、给宝宝喂奶，而且住院费用少，时间短，感染、出血等风险也少。剖宫产则出血、感染等风险较大，术后恢复慢，住院时间长，对下次准备生二胎的妈妈来说，子宫破裂、前置胎盘大出血等发生率也较高。

● 对宝宝来说，顺产宝宝的头虽然经过阴道挤压会引起变形，但生后1~2天就可恢复，不会损伤大脑，也不会影响宝宝智力。顺产宝宝出生后身体抵抗力好，呼吸系统疾病和过敏性疾病的发生率低，更利于宝宝智力开发和健康成长。相反地，剖宫产宝宝未通过产道的挤压，肺部发生病变的可能性略大。

当然，能否顺利生产，与妈妈子宫收缩情况、妈妈骨盆产道的大小、妈妈精神心理状况、宝宝大小等很多因素有关，在生产过程中，必须遵从医生的判断，如果有胎盘早剥、胎儿缺氧等异常情况，为保证母儿安全，剖宫产就是必要的选择方式。

3. 高龄产妇必须剖宫产吗

宝宝预产期那天，妈妈年龄达到或大于35岁就被称为高龄产妇了。高龄孕产妇容易患高血压、妊娠期糖尿病等，且因为年龄偏大，身体的韧带、肌肉弹性减退，会造成产程延长，增加剖宫产的几率。那高龄产妇就一定需要剖宫产吗？答案是否定的。只要定期产前检查，做好胎心监护，骨盆正常，胎儿大小合适，高龄产妇一样可以很轻松的经阴道分娩。

4. 胎儿臀位必须剖宫产吗

臀位，又叫"立生"、"坐生"，就是胎儿的屁股或脚从宫颈口先分娩出来的胎儿出生位置。臀位一定需剖宫产吗？答案是否定的。只要胎儿体重在5~7斤左右，妈妈骨盆大小正常、无其他必须剖宫产的情况都可以经阴道顺产，但需要医生在临产的最初阶段进行检查评估来决定最后的分娩方式。

47

5. 为什么有时在顺产过程中仍会被要求剖宫产

经常有怀孕妈妈担心：如果自己生，经过阵痛后，生不下来又要进行剖宫产，到时阵痛了，还要"挨一刀"，岂不是要受两茬罪？殊不知，在生产过程中会有许多不可预知的问题，如：宝宝胎心音突然变化有缺氧可能、胎儿的头下降困难、宫口不开、妈妈过度疲倦无法用力、甚至已经看得到胎儿头部但胎心音改变又无法通过医生助产的方式不得不改做剖宫产的情况。这对于产妇来说的确是件痛苦的事，但请您放心，您需要做的就是密切配合医生，医生会仔细观察产程的进展情况，并做好随时剖宫产的准备，以保证母儿安全。

二、分娩期常见问题

1. 无痛分娩对身体有伤害吗

无痛分娩，就是医生使用药物（如吸入笑气、椎管内注射麻药等）或非药物（如水中分娩等）方法减轻分娩时的疼痛，让妈妈在阵痛时得到足够的休息，当宫口开全后，需要用力时能够顺利完成分娩。目前应用最广泛、效果最好的无痛分娩方法是由麻醉医生在椎管内注射麻药。在分娩过程中，只要产妇提出要求，医生进行评估后，就可以进行无痛分娩。

但大多数准妈妈会认为：无痛分娩时在背上打麻

醉针，会伤到腰椎，导致长期腰痛，甚至认为打麻醉针后，记忆力会明显减退。其实无论无痛分娩还是剖宫产手术的麻醉都是由专业的麻醉医生操作，医生会随时严格控制镇痛药物，既可以减轻阵痛给妈妈带来的疼痛，又不会伤害脊椎及子宫收缩，当然也不会引起记忆力减退。

2. 会阴切开后会影响性生活吗

许多妈妈都担心分娩生产时会阴切开后会引起会阴松弛、影响性生活，其实这种担心是不必要的。生产时胎儿过大或妈妈会阴较紧，估计会引起会阴撕裂或母儿有异常情况需立即结束生产时，医生会选择做会阴切开，切口一般 3 ~5cm，不太长，也不会太深。生产后医生会将伤口进行缝合，恢复原来的解剖层次。产后要注意外阴清洁卫生、保持伤口干燥等，伤口会很快恢复，不会留下任何后遗症，也不会影响性生活。

3. 如何配合医生做到安全分娩

一个新生命的诞生会为整个家庭带来无数的欢乐与期待，而一次成功顺利生产，除了医生的认真仔细外，还需要准爸爸、准妈妈的大力配合。

整个生产过程一定要克服紧张、恐惧的心理，正确对待怀孕和生产。一般来说，医生会把整个生产过程分为三个阶段，在每个阶段，医生都会密切观察宫口开大情况、妈妈阵痛情况、宝宝胎心音及宝宝在产

49

道里下降情况等。"怀胎十月，一朝分娩"，可见，分娩对于准爸爸、准妈妈们来说是多么的重要，而配合医生做到安全生产这也是极为关键的一环。

（1）第一产程（也就是第一阶段）

第一产程是宫口开大的阶段，是从有规律的阵痛开始到宫口完全扩张这一过程。这个阶段在整个产程中所占时间最长，未生育女性约需 11~12 小时，已顺产分娩过的女性约需 6~8 小时。

这个阶段是整个分娩过程最痛的阶段，但一定不能在这时用力屏气或大声喊叫不安。如果觉得疼痛无法忍受，可以在医生帮助下选择无痛分娩。每次阵痛时要深呼吸，或用双手轻轻抚摸腹部，可以减轻疼痛感觉。在阵痛间隙一定要注意休息，多喝牛奶及进食食物等以增加体力，如果胎膜未破，也可以下床适当活动，每 3 小时左右排尿一次，有利于胎头下降。同时，家属的鼓励会达到事半功倍的效果。

（2）第二产程（也就是第二阶段）

第二产程是胎儿生产出来这个阶段。未生育女性约需 1~2 小时，不超过 3 小时；已顺产分娩过的女性常几分钟就可完成，也有长达 1 小时的，但不超过 2 小时。如果有无痛分娩的妇女这个时间会适当延长。

在这个阶段，医生会教会你如何正确用力让宝宝尽快生产：阵痛来临时，两手要紧握床旁把手，先深吸一口气，接着像解大便一样使劲向下用力，迫使胎儿下降；阵痛消失时，要休息、放松，可以进食巧克力等高能量食物，准备下一次阵痛时用力。整个过程一定要配合医生正确用力，不能惊慌失措以免引起会阴撕裂。

（3）第三产程（也就是第三阶段）

第三产程是胎盘娩出的阶段。只需 5 ～ 15 分钟，如果超过 30 分钟胎盘仍未娩出，需由医生帮助娩出胎盘。

胎盘娩出就意味着整个分娩的结束。

第五章

产褥期保健

产褥期是从胎盘娩出到产妇除乳房外全身其他各器官恢复到正常未怀孕状态这段时间，通常约42天左右。

一、产后自我护理要点

1. 产后为什么要"坐月子"

十月怀胎，妈妈身体各器官如心脏、子宫等为了适应整个怀孕，都发生了一系列变化。同时，妈妈生产时不但会消耗许多体力，还会对身体造成一定的损伤，如：产后出血、顺产外阴伤口、剖宫产手术伤口、胎盘剥离对子宫造成的创面等，这些身体各器官的恢复一般约需要42天左右，就是传统所谓的"坐月子"。

而对于新妈妈来说，"坐月子"这段时间，还可以增进妈妈对宝宝的感情，让新妈妈逐渐适应母亲这个角色。

2. 产后肛门坠胀是正常的吗

在生产过程中屏气用力时都会将大便排出，所以产后一般都不会马上大便。但如果产后感到肛门坠胀不适，有解大便的感觉，需立即报告医生，检查是否有出血引起的血肿压迫肛门。如果阴道流血超过平时月经量，出现头晕、眼花、心慌等异常，也需告知医生以便发现异常及时处理。

3. 产后排尿困难怎么办

产后4小时需及时排尿，以免引起排尿困难。部分妈妈怕排尿时引起会阴伤口疼痛而出现排尿困难。这时，可让妈妈坐起排尿，用温热水冲洗尿道口或热敷膀胱诱导排尿。如果这些方法都仍然无法排尿，需报告医生进行处理。

4. 月子期间需卧床休息吗

新妈妈经历了怀孕、生产后，身体会非常疲惫，需要充分的休息才能恢复到怀孕之前的状态。老百姓一般会认为"坐月子"需要整天卧床休息，否则会落下"月子病"。但科学认为适当的运动却是非常有必要的，这有利于及早排出子宫里的淤血。当然，身体虚弱的妈妈需适当减少活动。

顺产后2小时，妈妈需卧床休息，补充食物以恢复生产过程中消耗的体力，这时医生会安排妈妈在产房继续观察阴道流血、子宫收缩情况。产后6~12小时左右

53

就可以起床稍微活动，第2天可在室内适当走动。

如果是剖宫产，手术后6小时需卧床休息。之后可多采用半卧位或在床上活动，术后第二天可扶在床边走动，以后可以下床，逐渐增加活动量。

分娩生产对妈妈来说是一项较剧烈的体力劳动，产后较长时间躺在床上，突然下床走动会出现头晕甚至晕倒可能。因此，在下床前一定要先在床上坐几分钟，慢慢适应，感觉没有什么不适再下地活动。一旦出现晕倒，也不能惊慌，需立即呼叫医生并及时将妈妈抬到床上平卧，休息一会就会恢复，一般不需要特别处理。

所以"月子"期间早点下床真的很重要！

5. 产后如何运动最安全

虽然产后不需要卧床休息，但产后如果休息不好，同样也会落下腰酸背痛、产后抑郁等"月子病"，那产后该如何运动呢？

产后第二天可以适当下床运动，但只需慢慢走动，活动时间要短，以不累为准，逐渐增加活动时间。如果是在床上休息，则需多翻身、活动四肢特别是下肢，多做收缩肛门的运动（用力收缩肛门3秒以上，然后放松，每次10~15分钟，每天2~3次）。这些对产后盆底肌肉的恢复等都非常重要。

产后一周可以饭后适当散步，做一些轻巧的简单家务活，如给宝宝叠衣物、擦洗桌子等，这些活动既活动了筋骨又能消耗体内多余的能量。

产后一月就可以做一些简单的健身运动了，如仰卧起坐、抬腿活动等，但运动幅度一定不能太大，以免引起伤口裂开、子宫脱垂等。

产后 42 天，全身大多器官基本恢复正常，您就可以带宝宝一起出去晒晒太阳、呼吸一下新鲜空气。

6. 什么是产后恶露

产妇分娩后阴道会流出带有血腥味的液体，称为产后恶露。在产后最初的 3~4 天，恶露量多，呈鲜红色，约 10 天后颜色逐渐变成褐色，之后颜色变得更淡，由黄色变为白色。恶露持续的时间因人而异，一般约 4~6 周。

产后恶露一般都少于月经量，但如果恶露量超过月经量，伴有臭味、腹痛等，应该及时就诊，以排除是宫腔感染、子宫恢复不好或胎盘胎膜未完全排出等因素。

7. 剖宫产后伤口如何护理

剖宫产术后第二天，妈妈就可以在床边适当活动了，但这时伤口还没恢复，所以不能将伤口弄湿或直接暴露在空气中，以免伤口感染或裂开。如果腹部伤口有红肿或流液，需马上报告医生进行处理。

剖宫产后伤口恢复约需 5 天，如果需要洗澡，最好是等到产后一周左右才可淋浴。当咳嗽、呕吐或需要弯腰时，应轻轻压住伤口，防止伤口裂开。如果伤口出现瘙痒等症状，尽量轻揉伤口表面，而不能用力抓挠伤口以免造成感染。

为防止伤口瘢痕过大，还可使用理疗或去瘢痕的药物，达到减轻瘢痕的目的。

8. 顺产后会阴伤口如何护理

顺产后，一定要保持会阴清洁，大小便后尽量冲洗会阴，穿宽松、棉质内裤，勤换洗卫生棉垫和内衣裤。避免久坐及下身用力，以防伤口裂开。

会阴伤口正常情况下 3 ~4 天就可愈合。产后 10 天左右如果伤口有红肿、裂开、流血、流脓等需立即到医院进行检查治疗。

9. 产后 42 天需要到医院进行产后检查吗

产后 42 天，产妇就应该到医院复查了。包括全身的检查及妇科检查，了解血压是否正常，伤口是否已恢复，子宫、阴道等生殖器官是否已恢复正常。同时也需带宝宝一起到医院进行一次全面的检查，掌握其生长发育、进行儿童保健及定期预防接种。

产后复查其实真的很重要！

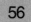

56

二、坐月子常见问题解答

生完孩子后就进入了"坐月子"，而传统上的

"坐月子"有着各种禁忌，作为新妈妈，一定有许多问题等待解答。

1. 坐月子需要关闭门窗吗

旧风俗中怕产妇"受风"，要关闭门窗，头包毛巾，捂厚被子，即使是夏天也是如此。殊不知，这些都是百害无一利的。

生产后需给产妇一个良好的休养环境，室内不能太冷或太热，也不能太干燥，要有充足的阳光，温度最好在26℃左右，湿度在60%左右最好。要保持室内空气清新，经常开窗通风换气，每天保证至少2次以上通风，每次大概20分钟。

适宜的居住环境有利于产妇和宝宝的身体健康。

2. 月子里怎么吃才营养

母乳喂养的宝宝，所需的营养全都来源于妈妈甘甜的乳汁。而妈妈的乳汁营养与否与妈妈的饮食有着密切关系。

俗话说"坐个好月子，健康一辈子"。哺乳期妇女每日的营养需要高于普通妇女，故要比平时多吃蛋白，增加鱼、蛋、瘦肉及海产品的摄入量，适当增加奶类，多吃豆芽、花菜等蔬菜，多喝鸡汤、鱼汤等，也可以适当吃些苹果、西瓜等水果，这样不仅可以提高食欲，还可促进泌乳。但一定不能吸烟、饮酒、喝咖啡及浓茶等。

57

总之，月子里的饮食尽量要多种多样，要以清淡、易消化、少量多餐、营养丰富为主，做到荤素搭配得当，这样既有利于妈妈健康，也有利于宝宝健康。

3. 产后如何吃红糖

经常有妈妈产后恶露时间较长，仔细询问知道她们经常大量服用红糖，那产后可以吃红糖吗？如何吃才更健康？

产后适当喝些红糖水的确可以补血、利尿，还能帮助子宫恢复、恶露排出。但是红糖水喝得过多，却不利于伤口的恢复，特别是容易引起恶露增多，造成贫血。所以，产后红糖水不能喝太多，每天不超过20g 左右，服用 7 ~10 天就可以了。另外还可以吃一些红枣、木耳等，这些都有补血的功效。

4. 月子里可以刷牙吗

产后坐月子营养补充多，食物残留牙缝中的机会也增多。因此，"坐月子"的产妇，口腔卫生尤为重要。不但要刷牙，而且要坚持早、晚刷牙以保护牙齿，否则容易导致口腔内细菌繁殖而发生口腔疾病。

5. 月子期间能洗头洗澡吗

生产后的妈妈会出现气血虚弱，容易流汗，特别是产后一周，会排出大量汗液，以晚上睡觉和早上起床时更为明显，大多属于正常现象，那么可以洗头洗澡吗？

产后，妈妈会有恶露等阴道分泌物排出，所以每天应用温开水清洗外阴，并勤换卫生垫及内裤等，保持外阴清洁和干燥。

产后一周，妈妈腹部伤口或会阴伤口已经慢慢愈合，就可以洗头、洗澡了，只是这时还有阴道恶露，所以不能盆浴，只能用温水淋浴。洗澡时要注意室内温度，不能温度过高或过低，洗后及时将头发吹干，注意保暖，避免着凉。

三、产后性保健

1. 产后多久可以同房

产后恶露一般要持续 4~6 周，如果产后马上同房容易把细菌带到阴道，引起阴道、子宫等的妇科炎症，而且也可能发生伤口裂开等意外，所以"坐月子"期间是不能同房的。理论上说，产后 42 天就可以有性生活了，但具体时间可以到医院复查后，根据身体恢复情况而定。

产后第一次性生活时，丈夫动作不要过急、粗暴，采取合适的体位与姿势慢慢完成，但需注意严格避孕。

2. 产后没来月经还需避孕吗

产后，每个妈妈恢复月经的时间会有不同，有些妈妈可能在产后第二个月就来月经了，有些妈妈要断了奶后才来月经。那产后没来月经还需要避孕吗？

能否怀孕取决于有无排卵，而产后排卵的恢复不一定与月经的恢复同步。所以刚分娩的妈妈即使没有月经，只要有性生活就有怀孕的可能，尤其是不喂奶的妈妈，排卵往往恢复更早，怀孕可能性更大。

因此，产后只要有同房，就应该采取严格的避孕措施，以防意外怀孕。记住：哺乳期并不等于安全期！

3. 产后避孕的方法有哪些

生完宝宝后，避孕就被提上了议事日程。在这段容易受伤的日子里，选择哪种最适合自己的避孕方法是大多数夫妻都头痛的问题。一定要避免意外怀孕对产后妈妈造成的伤害哦！

避孕套因其使用方便、可预防性病，且不影响月经，成为产后需要喂奶的妈妈首选的避孕方法。

不喂奶的妈妈可使用口服复方短效避孕药避孕，但需正确服用才能达到避孕效果。

正常情况下，顺产的妈妈产后3月可放宫内节育器，剖宫产妈妈在产后半年放宫内节育器。

如果以后不想再生育了，结扎就是最好的选择了，避孕成功率很高，几乎达到100%。

4. 剖宫产后多久可以再生孩子

随着生育政策的逐年放开，打算再要一个小宝宝的夫妻越来越多，关于剖宫产后多久能再生育的问题也受到了人们的关注。

医生通常会建议剖宫产后至少两年再要孩子，因为剖宫产后子宫的修复需要较长的过程，如果较早怀孕，子宫瘢痕没有完全恢复，就可能发生子宫破裂或瘢痕妊娠，甚至导致母亲死亡的风险。所以，在准备再次怀孕之前，最好咨询下妇产科医生，综合考虑各方面的因素再做决定。

四、喂养相关知识

1. 母乳喂养有什么好处

妈妈的奶是上天赐给宝宝最好的礼品，是宝宝出生后最安全、最营养、最自然的天然食物。出生后 4～6 月的宝宝只吃妈妈的奶就能满足其生长发育。妈妈的奶水有什么好处呢？

（1）对宝宝的好处。能够满足宝宝 6 个月内全部的营养需要；吃妈妈奶的宝宝更聪明、更健康、抵抗力更好。

（2）对母亲的好处。坚持喂奶的妈妈不但产后出血更少、体形恢复更快、乳腺癌和卵巢癌发病概率更小，还能增加母子间的感情。

（3）对家庭的好处。方便、经济、安全。

知道吗？妈妈的奶是世界上任何奶粉都无法比拟的，喂奶的妈妈更伟大！

61

2. 如何保证有充足的奶水

不论妈妈乳房的形状、大小如何，都能提供出足够的奶水，供给宝宝丰富的营养。要想给宝宝足够的奶水，需做好以下几点：

（1）出生后尽早给宝宝喂奶，要保持良好的心态，增强喂奶的信心。

（2）两边的乳房需交替喂养，如果宝宝食量小，吃一只乳房的奶就够了，需将另一只乳房的奶挤掉。

（3）妈妈奶胀了、宝宝饿了就需要喂养，喂得越多，奶水才会产生越多。

（4）多喝牛奶、多吃新鲜蔬菜水果，补充营养，鸡汤、鲫鱼汤等都有增加奶量的作用。

（5）热敷、按摩乳房。每次喂奶前可先用湿热毛巾热敷乳房，然后用两手掌轻轻按摩乳房5~10分钟。经过按摩能促使奶水分泌。

（6）中医催奶，可在中医医生帮助下服中药催奶。

喂奶虽然非常辛苦，但看着宝宝甜甜的吸吮妈妈的奶，并且一天天健康快乐的长大，妈妈会体会到自己的付出是完全值得的！

3. 如何正确喂奶

喂奶姿势看似很简单，但对部分新妈妈来说有时却十分困难，不合适的方法会让宝宝和妈妈都感到疲惫，而正确的喂奶姿势会让宝宝吃得舒服，妈妈的乳头不会疼痛，乳汁也会分泌更通畅。

妈妈可选择坐着，也可以侧躺着，以舒适为原则。喂奶时宝宝的头与身体尽量保持一条直线，与妈妈紧贴在一起，宝宝的脸对着妈妈的乳房，鼻子对着妈妈的乳头，妈妈用手托住宝宝的头、肩、臀部。

　　喂奶时，宝宝要把整个乳头和大部分乳晕含在嘴里，如果只吸着乳头，不仅吃不到奶，有时还会把妈妈的乳头咬伤。

　　两侧乳房交替喂奶。让宝宝先吸空一边的乳房，吸完后再喂另一侧，下次喂奶时再调换一下顺序，先喂上次后喂的那侧乳房，后喂上次先喂的那侧乳房，这样依次喂奶，交替进行，可以保证两侧的乳房均匀分泌乳汁，还不会造成两侧乳房大小不一。

4. 如何正确挤奶

　　当宝宝一次不能吸完妈妈的奶或因妈妈奶胀需要挤出多余的奶时，正确的挤奶姿势可以帮助妈妈快速挤奶。

　　首先妈妈将手洗干净，拇指放在乳晕的上方，另外四指放在乳晕的下方，手呈"C"型托住乳房。拇指及食指向胸壁方向轻轻下压，反复一压一放，依次挤完所有的乳汁。一侧乳房挤3～5分钟换另一侧，反复进行。每次挤奶前可轻轻按摩乳房，再用柔软的湿热毛巾热敷乳房3～5分钟，这样可以刺激乳汁产生，易于挤奶。

63

5. 乳头皲裂怎么办

如果宝宝在吸奶时咬伤乳头，或是其他因素引起乳头损伤，就叫乳头皲裂。乳头皲裂是哺乳期常见病之一，轻者仅乳头表面一条小裂口，重者会引起乳头流血甚至出现溃疡。出现这种情况，妈妈在喂奶时常常会有撕心裂肺的疼痛，极为痛苦。

轻的皲裂可以继续喂奶。在喂奶前先用湿毛巾热敷乳头 3~5 分钟，并在喂奶前后均挤少量乳汁涂抹在乳头和乳晕上，利于裂口恢复；严重的皲裂应停止喂奶，立即到医院就诊处理，宝宝需要吃的奶则由妈妈用吸奶器吸出来喂养。

6. 产后如何护理乳房

产妇的乳房应经常擦洗，保持清洁、干燥，可以用温水打湿小毛巾清洁乳头和乳晕，禁止使用肥皂、酒精等刺激性物品。为了利于乳汁的疏通，应穿纯棉、宽松内衣，以免对乳房造成压迫。

7. 为何在吃完奶后要帮宝宝拍嗝

当宝宝吃奶时，会同时吞入空气，这样，在吃完奶后，宝宝的胃下面是奶，上面是空气，就会造成宝宝出现溢奶、吐奶现象。所以宝宝吃完奶后不能马上平放在床上，而要把宝宝竖立抱起，让宝宝的头靠在妈妈肩上，或让宝宝坐在母亲腿上，一只手托住宝宝颈背部，另一只在宝宝背部轻轻拍打，使吞入胃里的空气排出来。这样宝宝在吃完奶后就能够放心玩耍或睡个安稳香甜的觉了。

8. 退奶有哪些方法

产妇如果因各种原因不能喂奶或宝宝成长到一定年龄阶段需停止喂奶，应尽早退奶。最简单的退奶方法是停止喂奶，不挤奶，少喝汤。如果感到乳房胀痛不能忍受，可服镇痛药止痛，2～3 天后疼痛就会减轻，奶水也会慢慢减少。也可用生麦芽煎水当茶喝，每天 60～90g，连服 3～5 天就可退奶。

第六章

妊娠合并症的防治

怀孕了，准妈妈就成了全家人的重点保护对象，几乎不让做家务事，不让运动，不让用电子产品……整个生活发生了天翻地覆的改变。同时，怀孕后受生理、心理、环境变化等影响，总会出现这样那样的问题，如感冒、水肿、腹泻、贫血，甚至高血压、糖尿病等，加之如果怀孕之前就有乙肝、心脏病等疾病都会影响母儿健康。所以，积极预防和治疗怀孕期间所患的疾病显得尤为重要。

建议您在妊娠期间出现任何异常情况都及时到医院进行检查，不能自行服药或听信广告，否则，不但对胎儿有影响，还会引起疾病的加重。

一、妊娠期常见的疾病

1. 感冒了怎么办

怀孕后，妈妈经常会一不小心就感冒，出现鼻塞、流涕、打喷嚏、咳嗽以及发热等症状。

如果是轻微的感冒，可多喝白开水，用温盐水漱口，喝点姜汤，注意休息、保暖；如果有头痛，可以头上敷热毛巾，能有效缓解头痛。也可以在中医医生指导下服用一些毒副反应小的中药。

如果感冒较重，出现高热（大于38.5℃），除可以自行放置冰袋在额头或颈部外，还需要及时到医院进行处理，尽快控制体温，一定不能自行服用消炎痛、阿司匹林之类的退烧药。

怀孕后的妇女在疾病流行期间要注意个人卫生，不到人群密集的场所，不与感冒的病人接触，家里经常通风换气。注意加强锻炼，保持健康的体魄，保持良好的心态，就能增加对疾病的抵抗力。一旦感冒，也不能惊慌失措或乱服药物，只要及时到医院咨询就诊，按医生要求治疗，感冒很快就会被您打败！

2. 白带多可以用药吗

孕期由于体内激素的变化，很容易患上阴道炎，这给孕妈妈带来了很多烦恼。有些孕妇会长期使用卫生护垫；有些孕妇长期使用清洗液，以为"洗洗更健康"。这些都是不正确的。

（1）当发现有白带增多、有异味时，应及时到医院检查。医生会根据症状轻重、怀孕月份及白带检查结果等，对孕妇进行安全用药，且一般采取阴道局部用药，尽量避免全身用药。

67

（2）孕妇需注意如下几点：

内衣裤要与袜子、外衣等分开洗，洗后尽量在太阳下晾晒。

长期使用清洗液，不但会破坏阴道正常的酸碱平衡，还会降低妈妈身体抵抗力。所以，用清水清洗外阴是最好的清洗方式。

● 长期使用卫生护垫会使外阴局部温湿度都增加，不仅有利于细菌生长，而且容易造成阴道炎，所以尽量少用卫生护垫，每天勤换内裤可以减少阴道炎的发病几率。

妻子白带有异常在治疗时，最好避免性生活，如果有性生活最好使用安全套，防止夫妻间相互感染、反复感染。同时丈夫的检查也是相当重要的，否则当妻子治疗好转后会再次发生感染。

3. 妊娠呕吐会影响宝宝健康吗

怀孕了，喜悦的心情还没享受多久，"孕吐"就开始折磨妈妈们了：恶心难受、呕吐、没胃口，这让妈妈们担心是否会影响宝宝的营养，希望能用药物或其他方法尽快止吐。其实这是没有必要的！

其实，妊娠呕吐是早孕期间的正常生理现象，一般都会比较轻微，多数在3个月左右自行好转。也有极少数呕吐严重，完全无法进食，导致脱水、体重下降、心跳加快甚至威胁生命，则需要立即到医院处理。所以"孕吐"也不能轻视啊！

解决"孕吐"最重要的是要消除思想负担，调整饮食结构。少吃多餐，多吃蔬菜水果，如菠菜、苹果、牛奶等；食物以清淡、少油为主。"孕吐"一般发生在早上，所以在早上起床前吃点饼干、面包等也是解决晨起"孕吐"的不错选择。

二、妊娠期糖尿病

1. 什么是妊娠期糖尿病

妊娠期糖尿病是指在怀孕期间发现的糖尿病。随着生活水平的提高，孕妇吃得多、动得少，妊娠期糖尿病的发生率越来越高。

2. 妊娠期糖尿病产后血糖能恢复正常吗

如果怀孕期间血糖控制得好，大多数孕妇在分娩后血糖会恢复正常。但有妊娠期糖尿病的孕妇在分娩后患糖尿病的风险远高于正常孕妇，甚至会糖尿病伴随终身。

所以，建议妊娠期糖尿病孕妇生产后，要继续合理地控制饮食和体重，注意饮食搭配和适当运动；即使产后血糖恢复正常也要进行定期体检，以便早发现、早治疗。

3. 怎么知道自己是否有妊娠期糖尿病

一般的糖尿病有典型的"三多一少"表现，即：

69

喝水多、吃得多、尿多、体重减少，但绝大多数怀孕后的妈妈这些表现不会太明显。那怎么知道自己是否有妊娠期糖尿病呢？

妊娠 24～28 周，医生会给孕妇常规做 OGTT（口服葡萄糖耐量试验）检查，筛查出患有妊娠期糖尿病的孕妇。一旦筛查出妊娠期糖尿病，必须按医生要求进行治疗。

如果孕妇年龄超过 30 岁、父母有糖尿病病史、孕前体重超重等，医生会把检查时间提前，以便早发现血糖异常，给予处理。

4. 妊娠期糖尿病对母儿有哪些危害

了解妊娠期糖尿病的危害，就能增强战胜糖尿病的信心。

对妈妈来说，妊娠糖尿病会造成流产、早产，孕妇高血压、羊水过多、产后出血等风险，发生难产、剖宫产的机会明显增加，高血糖甚至会造成孕妇死亡。如果妊娠糖尿病的妈妈再次怀孕，有 35%～70% 概率会再次发生妊娠期糖尿病。

对宝宝来说，妊娠期糖尿病容易造成胎儿畸形、死亡、巨大胎儿等，宝宝出生后会发生低血糖、长大后患糖尿病的风险较正常宝宝高。

所以，早期诊断和及时有效治疗妊娠期糖尿病，可以减少高血糖对妈妈和宝宝的伤害。

5. 患了妊娠期糖尿病怎么办

检查出了糖尿病，也不要惊慌，要放松心情，正确对待血糖异常，与医生及家属一起制定控制血糖的计划，平稳度过妊娠期。

(1) 控制饮食：俗话说"民以食为天"，许多疾病都可以通过饮食调理来得到控制，糖尿病也不例外。拥有健康的饮食结构和方式，少吃多餐，是治疗妊娠期糖尿病的基础。

不能过分控制饮食，也不能暴吃，既要保证足够的营养供给宝宝生长发育和妈妈的合理需求，又要控制到正常的血糖水平。与医院的营养科医生共同探讨"如何吃"显得尤为重要，医生会根据您的身高、体重、孕周、血糖水平等，给您个性化的制定合理饮食搭配。

(2) 适度运动：孕妇的运动最好是散步，也可以适当游泳、打太极拳等。运动选择在餐后半小时，从最初的 10 分钟开始，到以后可运动 30～45 分钟，最好每天运动一小时。坚持是最重要的！

妈妈在治疗时一定要有信心。80％以上的孕妇通过饮食控制、适度运动，不需要吃药，血糖水平就能够控制到满意水平。但通过饮食和运动，血糖还是控制不满意，就需要在医生指导下用胰岛素等药物治疗。

6. 患了妊娠期糖尿病就必须剖宫产吗

剖宫产不是妊娠期糖尿病妈妈唯一的分娩方式，

71

孕妈妈也一样可以选择阴道顺产。

如果宝宝体重过大（大于 8 斤）、胎盘功能欠佳或宝宝有缺氧等异常情况时，医生会建议您做剖宫产结束分娩。妊娠糖尿病的孕妇经过严格控制血糖、严密监测胎心，可尽量等待预产期后终止妊娠。

三、妊娠期高血压疾病

1. 什么是妊娠期高血压疾病

怀孕后血压升高（收缩压大于等于 140mmHg、舒张压大于等于 90mmHg），生产后 3 个月内血压恢复正常者，称为妊娠期高血压疾病。

这种病多发生于怀孕 5 月后或分娩半月内，如果没得到及时的治疗，对孕妇及宝宝的生命健康影响极大，是孕产妇和新生儿死亡的主要原因之一。

2. 妊娠期高血压疾病产后血压会恢复正常吗

大多数妊娠高血压疾病的孕妇经过怀孕期间有效控制血压，生产后血压会恢复正常，但也有一部分会发展成终身高血压。所以，产后定期复查非常重要，您需要和您的医生共同商定复查时间。

3. 如何知道自己是否有妊娠期高血压疾病

医生每次产前检查都会测血压，只要血压有异常医生都会及时告知您。一旦确定为妊娠期高血压疾病，您必须严格按医生要求进行治疗。

部分妊娠期高血压孕妇可能无任何症状或者仅有轻微的头晕、下肢水肿；严重的有头痛、眼花、恶心、呕吐、食欲下降等；甚至部分孕妇可能突然就表现为昏迷、抽搐。只要出现任何不适都需要立即到医院检查。

4. 哪些孕妇容易患妊娠期高血压疾病

发生妊娠期高血压疾病的原因很多，有以下情况的孕妇发生的可能性更大、更应加强检查及预防：

（1）孕妇父母或姐妹等直系亲属有高血压病史或孕妇第一胎有高血压病史。

（2）孕妇年龄大于等于40岁。

（3）双胎或多胎的孕妇。

（4）肥胖或患有糖尿病、肾炎等的孕妇。

（5）此次怀孕与第一次怀孕间隔10年以上的孕妇。

（6）营养不良，甚至贫血的孕妇。

5. 妊娠期高血压疾病可以预防吗

目前，妊娠高血压疾病虽然无有效的、可靠的预防方法，但如果能够做到以下几点，也能达到延缓发病时间或减轻病情、保护母儿安全的作用：

（1）定期产前检查极为重要。在产前检查过程中，医生一旦发现发病迹象，都会立即给予正确指导治疗。

73

（2）适当锻炼。提倡饭后半小时进行散步等身体锻炼。

（3）饮食搭配合理。怀孕后饮食要粗细、荤素搭配合理，不能只进食鸡肉、蛋、牛肉等高能量饮食，同时还需进食蔬菜、水果、面食等。

（4）适当补钙。怀孕后孕妇体内钙的需要量增多，所以怀孕后还需多吃虾、海带等含钙多的食物，对平时饮食里含钙低的孕妇需要常规补充钙剂。

6. 怀孕后血压增高怎么办

怀孕后一旦确定为妊娠期高血压疾病，孕妇最应注意的就是休息，一定要克服紧张、焦虑的情绪，过分紧张和焦虑会加重血压的上升。保证有充足的睡眠，每天睡眠不少于 10 小时。经自我调整仍无法入睡的孕妇，可以在医生的指导下使用药物帮助睡眠。

同时，医生会根据病情给予药物治疗以尽量延长孕周，保证孕妇的生命安全及宝宝的正常发育。对于病情严重、治疗效果不好，可能危及母亲及胎儿的生命安全时，医生会在征得孕妇及家人同意的前提下，随时终止妊娠。

总之，一旦确定妊娠期高血压疾病，必须在医生的严密观察下积极主动配合医生的治疗，必要时尽早住院。

7. 妊娠期高血压疾病的孕妇都需要剖宫产吗

妊娠期高血压疾病的孕妇经过医生积极治疗，病情无改变甚至加重时，及时终止妊娠是唯一有效的治疗措施。

妊娠期高血压病人只要胎儿不大、胎位正常、胎心音好等也可以经阴道顺产，生产过程中如果出现血压增高、病情加重，不能在短时间内经阴道生产，则需改为剖宫产终止妊娠。

四、妊娠合并心脏病

1. 什么是心脏病

心脏病是内科疾病中比较常见的一大类疾病，分为先天性和后天性。

先天性心脏病就是在出生前胎儿期心脏就发生病变的心脏病。

后天性心脏病指出生以后的各种心脏病变，包括冠心病、风湿性心脏病、肺心病、高血压性心脏病等。

2. 心脏病都有哪些表现

心脏病的表现多样，包括心慌、心累、胸闷、胸痛、乏力、水肿、尿少等。

3. 心脏病病人能怀孕吗

我国合并心脏病的孕妇中，先天性心脏病占了35％~50％左右，位居第一，其次是风湿性心脏病等。

75

如果心脏病情较轻，心脏功能好，可以在医生指导下继续怀孕。

如果心脏病变较重，特别是 35 岁以上，心脏病患病时间较长者，需在医生的指导下确定是否能怀孕，否则会引起心衰、缺氧、甚至在怀孕或分娩过程中发生死亡等风险。

所以，有心脏病的孕妇从怀孕前就必须做孕前检查，确定能否怀孕；怀孕后必须增加检查次数，在医生的严密观察下决定能否继续怀孕或在何时需要终止怀孕。未进行检查的心脏病孕妇比正规检查的孕妇发生死亡的几率大 10 倍。

4. 妈妈有心脏病会遗传给宝宝吗

父母中任何一方有先天性心脏病，其子女发生先天性心脏病或其他畸形的几率是父母身体健康的子女的 5 倍，所以多数先天性心脏病与遗传是有关的。

部分治疗心脏病的药物也有导致宝宝畸形的可能。

5. 心脏病妈妈都需要剖宫产吗

心脏病妈妈在怀孕早期就必须定期进行严密的产前检查，医生会提前慎重评估心脏功能来决定分娩方式。如果心脏功能好、胎儿不大、胎位正常，是可以经阴道顺产的，但如果心脏功能差或有其他产科因素不能顺产时，均应剖宫产及时结束分娩。

五、妊娠合并乙型肝炎

乙型肝炎简称乙肝。乙肝在我国的发病率较高，全国有约8％的人群是慢性乙肝病毒携带者，所以妊娠合并乙肝的发生率也较为常见，其危害也极大，妊娠合并重型肝炎孕产妇死亡率可达60％。

1. 乙肝妈妈是如何将病毒传给宝宝的呢

乙肝传播的一个重要途径就是母婴传播，即乙肝病毒会通过妈妈直接传染给宝宝感染上乙肝。

妈妈将乙肝病毒传染给宝宝主要有以下三种途径：

一是宝宝在妈妈肚子里就直接感染了乙肝病毒，而这种方式引起的感染常会导致宝宝出生后接种乙肝疫苗的失败。

二是在生产过程中将乙肝病毒传染给宝宝，这是最主要的传染途径。妈妈体内的乙肝病毒含量越高、产程越长，感染机会越大。

三是生产后宝宝在与妈妈接触过程中传染乙肝，如喂奶等。

2. 如何避免乙肝妈妈传染病毒给宝宝

虽然乙肝病毒可以通过妈妈传染给宝宝，但如果我们做好防范措施也可以降低传染的几率。

（1）怀孕前做好孕前准备。与医生做好沟通，确

77

认肝功能正常，没有传染性之后，再选择最佳怀孕时机。

（2）怀孕后，定期去医院做产前检查，医生会把您当作高危孕产妇进行管理。一定要注意休息，适当运动，放松心情，多吃富含维生素的食物。一旦出现任何异常，医生会尽快为您治疗，确保整个孕期您和宝宝的安全。

（3）产后，新生儿24小时内（最好出生12小时内）尽快注射乙肝免疫球蛋白和乙肝疫苗，生后1个月、6个月时再分别注射第2、3针乙肝疫苗，可以起到有效阻断乙肝病毒传播的作用。

3. 怀孕后才发现有乙肝怎么办

对于一些未进行孕前检查的妈妈，怀孕后才知道自己是乙肝或乙肝病毒携带者，这可怎么办？记住，一定不要惊慌！配合医生做好检查及治疗是保证您和宝宝安全的法宝！

如果妈妈肝功能正常，是可以继续妊娠的，但必须定期查肝功，一旦发现异常，配合医生及时处理，必要时同意医生建议，终止妊娠。

4. 怀孕会加重乙肝病情吗

孕期是一个极为特殊的时期，乙肝妈妈怀孕了，对乙肝病情会产生一定影响，会导致乙肝病情的波动，加重肝脏负担，越到妊娠晚期越容易发展为重症肝炎，甚至造成孕妇死亡。

因此，定期检查肝功能、定期作肝脏 B 超、定期按医生要求进行产前检查，才能顺利度过妊娠期。

5．乙肝妈妈可以喂奶吗

乙肝妈妈不要"谈奶色变"，只要正规注射了乙型肝炎免疫球蛋白和乙肝疫苗，宝宝是可以吃乙肝妈妈的奶的，当然，前提是妈妈肝功能好、能胜任喂奶，而且最好咨询医生，医生会根据您的化验结果提出合理建议。

喂奶过程中，要注意乳头有无破损，一旦发现乳头破损，就需要暂停喂奶。

六、妊娠合并贫血

1．如何知道自己是否贫血

妊娠期贫血是怀孕过程中较常见的一种疾病，约一半的孕妇都会有贫血，是我国贫困地区孕产妇死亡的重要原因之一。妊娠期贫血大多数是因缺铁造成的。

怀孕后医生会通过血常规检查来判断孕妇是否贫血，如果血红蛋白小于 110g/L 及红细胞比容小于 0.33 就是妊娠期贫血。

2．贫血会影响怀孕吗

贫血的妈妈身体抵抗力较低，对整个怀孕、分娩、手术等的耐受力也差，很容易造成怀孕过程中孕妇心脏缺血、缺氧，引起贫血性心脏病、妊娠期高血压，生产过程中或产后容易引起大出血、宫腔感染、伤口感染等，严重的贫血会造成孕产妇死亡。

所以，贫血虽然是妊娠期常见疾病，但属于高危妊娠的范畴，必须引起孕妈妈们高度重视。

3. 贫血对胎儿的影响

轻中度贫血对胎儿的影响较小，但如果是重度贫血，血红蛋白小于等于 60g/L 时，胎盘就不能满足胎儿的营养物质，会造成胎儿发育不良、胎儿缺氧、早产甚至胎儿死亡。

4. 如何预防贫血

怀孕前如果月经量多需积极进行治疗，增加体内的铁储备。怀孕后应加强营养，多吃猪肝、鸡血、豆类等含铁丰富的食物。怀孕 4 个月后要常规补充铁剂。在产前检查时，一定要遵从医生要求定期检查血常规，及早发现有无贫血以便及时治疗。

5. 贫血的妈妈应选择顺产还是剖宫产

怀孕后合并贫血如果没有胎儿缺氧、产程进展不顺利等剖宫产指针，最好是选择经阴道顺产。剖宫产手术会因贫血而更易导致术中及产后出血，同时也更加重贫血病情。

第七章

女性乳房保健

一、女性乳房的发育和功能

1. 女性乳房何时发育成熟

女性乳房随着年龄的增长逐步发育，但不同地区、民族，其发育的时间也不同。绝大部分女孩乳房发育的时间在 8 ~13 岁，完全成熟需要 14 ~18 岁左右。乳房从开始发育到完全成熟，大约需要 3 ~5 年的时间。

2. 乳房只是美的象征吗

女性的乳房是一个神奇的器官，是展现女性魅力的象征。一方面它是女性形体美的一个重要组成部分；另一方面乳房能在生育宝宝后分泌乳汁、哺育后代；同时，乳房还在性生活中扮有重要的角色，能够增进夫妻之间的感情。

丰满的乳房是女性成熟的重要标志之一，预示着小女孩儿已长成了成熟女人。乳房对女性来说是美的象征；对孩子来说是母性的象征；对男性来说是美与渴望的对象。

3. 女性乳房有哪些异常发育

女性乳房一般在月经初潮前 2~3 年就开始慢慢发育，是女性最早出现的第二性征。

在乳房的发育过程中，会出现很多异常发育，如：乳房发育不对称、乳房肥大或乳房发育不良、乳头凹陷等。

（1）发育不对称：一般来说两侧乳房的发育是对称性的，其大小、形态、位置等大致相同。但有些女孩的乳房会出现一侧高、一侧低；一侧大、一侧小，如果差别不大，是属于正常的，不需要特殊处理。但如果相差较大且明显，应及时到医院检查，排除有无异常病变。

（2）乳房发育不良或乳房肥大：大多数中国女性的乳房都相对偏小。但也会有乳房发育不良或乳房肥大的女性，是否属于病态发育，就需要到医院检查确诊。

乳房过小者可通过隆乳等医学手段予以改善，从而提高女性的形体自信心和社会认同感。

乳房肥大形成巨乳症，需要手术治疗。

（3）乳头凹陷：乳头内陷多数是由于发育受阻碍造成。青春期少女在发育过程中常常会因为渐渐隆起的乳房而觉得害羞，就采取束胸或戴过紧的乳罩的方式掩饰乳房的发育。长期下去，乳头不但不能向外生长，反而凹了进去，形成乳头凹陷，出现这种情况必须及早到医院纠正治疗。

二、各个时期乳房的特点及呵护的重点

　　女性的乳房一生都需要呵护，而且在每个时期都有其显著的特点和呵护的重点。

1. 婴儿期乳房如何保健

　　(1) 乳房变化：整个婴幼儿期乳房都处于静止状态，无发育。但出生一周左右，有60%的初生女婴乳头下会出现蚕豆大小的硬结，有时甚至有少量分泌物溢出。

　　(2) 保健重点：别挤、别揉，听之任之。乳房是个受激素影响很大的器官，婴儿出生后母体的激素供应突然中断，它立刻作出反应，就会出现硬结、肿大等。大约3周以后，婴儿自己调整好体内平衡，乳房自然恢复正常，并进入静止期。

2. 少女期乳房如何保健

　　(1) 乳房变化：从8~13岁开始，乳房慢慢增大，开始发育。再经过2~3年，月经来潮，少女进入青春期。到14~18岁左右乳房基本发育成型。

　　(2) 保健重点：这个时期是乳房发育的关键时期，

美丽青春从此开始。乳房的大小虽然和遗传有很大关系，但在此时打好基础也会出现超常发挥的哦!

我们可以从两方面努力：

多做胸部运动，例如俯卧撑、游泳及各种球类运动，随时保持挺胸收腹；

注意均衡营养，不偏食，特别是补充足够的脂肪和水分，并且一定要穿合适的内衣。

3. 成年期乳房如何保健

（1）月经时乳房如何保健

乳房变化：大多数乳房在月经前7~10天开始增大，甚至出现胀痛，直到月经来潮乳房逐渐复原，至月经后7~8天恢复正常。

保健重点：月经前一周内，远离辛辣刺激，尽量吃清淡食物，以免激素过于活跃，加剧经期乳房胀痛。

（2）妊娠时乳房如何保健

乳房变化：妊娠期乳房的大小是决定乳汁分泌多少的重要因素之一。正常乳房重约200g，妊娠后乳晕颜色变深，乳房体积增大，妊娠晚期乳房可达400~800g。

保健重点：在怀孕满6个月后可以轻轻按摩乳房，并时常清洗乳头，为哺乳做好准备。

（3）哺乳时乳房如何保健

乳房变化：产后2~3天内，乳房开始大量分泌乳汁，变得胀大而坚实。

保健重点：产后乳汁容易淤积，如果不及时排出，容易造成急性乳腺炎。所以每次哺乳前，可以轻轻按摩并热敷乳房，宝宝没吃完的奶需要挤出，并让宝宝多吸不适的乳房。一旦发生急性乳腺炎需及时到医院进行处理。

4. 中年以后乳房如何保健

乳房变化：35~45 岁以后由于卵巢分泌的激素开始减少，乳房开始逐渐萎缩，体积变小，即使有乳房增大其实也是脂肪在增加。

保健重点：这个阶段，乳房疾病（如乳腺癌）的发生率增高，应该定期到医院做专科检查。对突然出现的异常感觉（如：乳房体积形态的改变、乳头溢液等），要立即就诊。

三、如何进行乳房的自我检查

1. 乳房不肿不痛就不需要检查吗

情绪紧张、月经不规则会让女性朋友感到乳房疼痛，并有可能自行摸到乳房包块而到医院检查，但乳房不肿不痛就不需要检查吗？答案是否定的！

（1）吸烟的女性，未生育或未喂奶的女性，家里有乳腺癌病史的女性，月经来潮早或绝经年龄晚的女性都容易得乳腺癌，需每年定期到医院做专科检查。

（2）乳腺癌早期，大多数是感觉不到疼痛的。乳房上的每个病变都不能掉以轻心，如乳头溢液等。

（3）急性乳腺炎时会出现乳房红肿。

（4）无疼痛的乳房包块常见于乳腺纤维瘤、乳腺癌等。

（5）即使是单纯的乳腺增生，也存在癌变的可能。

所以，为预防乳腺癌，每个女性每年都应该做一次乳房的检查。

2. 乳房检查的最佳时间

随着社会对乳腺癌知识的普及，女性朋友的健康意识也越来越强，她们逐渐明白了每年一次乳房检查的重要性，但什么时候做检查最合适呢？

推荐：月经正常的妇女，月经来潮后第9~11天是乳腺检查的最佳时间，绝经后的老年妇女，可随时检查。

3. 乳房的自我检查方法有哪些

如何科学规范的进行乳房的自我检查是很多女性朋友所困惑的。通常的简易方法有如下三步：看、触、压。

（1）看。看两侧乳房是否对称，大小是否相似，两侧乳头是否在同一水平上，乳头是否有凹陷；乳头、乳晕有无糜烂，乳房皮肤颜色如何，有无红肿等。

（2）触。取站立位或仰卧位，左手放在头后方，用右手检查左乳房，手指并拢，从乳房上方开始，顺时针方向在乳房上逐渐移动，仔细检查有无肿块，然后以同样的姿势交换检查右侧乳房。注意不要遗漏任何部位，不要用指尖压或是挤捏。

（3）压。用食指和中指轻轻挤压乳头，观察是否有带血的分泌物流出。

通过检查，如果发现肿块或其他异常情况，要及时到医院请专科医生做进一步检查。

4. 医院常见的乳房检查方法有哪些

到医院进行乳房体检有两种方法：一种是医生的触诊，也就是通过医生专业的触摸来发现病变；另一种就是借助仪器的检查，如乳腺钼靶摄片、乳腺超声检查、乳腺组织学检查等。

乳腺钼靶摄片：是发现早期乳腺癌最有效的方式之一。国外发达国家将乳腺Ｘ线摄片作为乳房检查的首选检查方式。建议育龄妇女每1-2年进行一次常规检查。

乳腺超声检查：常用于乳腺Ｘ线或体检普查发现异常病灶时进一步筛查的手段。

组织学检查：通过手术切除病变的乳腺组织，进行组织活检，得到病理学的诊断，是目前最为准确的方法。

乳腺癌有发病率逐年升高、发病年龄逐渐提前的趋势，每个女性朋友都必须高度重视、加强乳房保健，定期到医院进行专业检查。

四、常见乳腺疾病的保健重点

1. 青春期乳房胀痛是正常现象吗

青春期乳房胀痛是正常现象，一般在 9 ~ 13 岁时发生。这时女孩乳房开始发育，会有轻微的胀痛。随着青春期乳房的发育成熟，乳房胀痛就会自行消失。但如果疼痛时间长或剧烈，最好到医院进行检查。

2. 月经前乳房疼痛属于正常现象吗

半数以上的妇女，月经来潮前会出现一侧或双侧的乳房胀满、发硬、压痛，月经后胀痛又会自然消失，一般来说，这属于正常反应。但如果疼痛剧烈，应到医院检查。

3. 急性乳腺炎需要手术治疗吗

急性乳腺炎大多发生于产后喂奶的妇女，尤其是第一次生产的妇女，产后 3 ~ 4 周最容易出现。表现为乳房疼痛，有红肿、变硬、压痛的肿块，严重的会出现发热、寒战及食欲不佳等表现。

出现急性乳腺炎需及时到医院寻求医生治疗。在形成乳腺脓肿之前，使用抗生素加硫酸镁湿热敷就可以好转，但一旦形成乳腺脓肿，需行脓肿切开引流手术才能好转。

4. 乳腺增生一定需要手术治疗吗

某些女性朋友如果工作过于紧张，情绪过于激动，产后不哺乳或患有某些慢性疾病，会出现乳腺增生。

单纯的乳腺增生，只要做到少生气、保持情绪稳定、多吃蔬菜水果、多吃粗粮，少吃含抗生素或激素的食物、多运动、防止肥胖，乳腺增生很快就会好转。

有些乳腺增生症则是病理性的，甚至存在癌变的可能，所以不能掉以轻心，一旦发现乳房包块，应及时到医院检查治疗。

5. 得了乳腺癌怎么办

乳腺癌是严重危及人体生命的恶性肿瘤，已经成为城市女性的第一杀手。我国近年成为乳腺癌发病率增长最快的国家之一，在北京、上海、广州等经济发达的大城市中，呈现生活水平越高乳腺癌发病率越高，发病年龄越来越年轻的趋势。

乳腺癌的早期治愈率高达97％，所以乳腺癌发现越早，治疗效果越好；发现越晚，治疗越困难。

目前乳腺癌的治疗原则是以手术为主，其他治疗措施为辅助的综合治疗。所以，一旦发现乳腺癌，应该树立治疗的信心，积极配合医生，共同治疗，不要消极听命，使本该治愈的疾病拖延不治。

第八章

不 孕 症

对成年女性而言，结婚生子是人生的一件大事。但现实生活中，有很多夫妻却难圆子女梦，这对女性，甚至对家庭、社会，都是一件非常痛苦的事情。

一、不孕的原因

1. 什么叫不孕

正常情况下，有正常性生活的女性多数在一年以内都会怀孕，但如果未采取任何避孕措施一年以上都未怀孕，称为不孕症。对男性而言则称为不育症。

不孕症分为原发性不孕和继发性不孕。

原发性不孕是指有正常性生活的女性，未采取避孕措施，但从未怀过孕，称为原发不孕。

继发性不孕是指以前怀过孕，之后未采取避孕措施一年以上仍未怀孕，称为继发不孕。

2. 怀不上孩子只是女方的原因吗

经过夫妻双方的努力，但仍然不见妻子的肚子大起来，这时候，部分丈夫甚至婆婆就会一味地指责是不是女方有问题。但实际上，怀孕是个复杂的过程，只要男女任何一方有问题都会导致不孕。

不孕不育的夫妻中由男方原因造成的约占40％，约50％的原因是女方造成的，还有部分为原因不明或者是夫妻双方都存在问题。所以，出现不孕后，不要相互指责，夫妻双方应一起到医院检查，在医生指导下制定合理的方案，才能最终拥有健康的宝宝。祝您好"孕"哦！

3. 导致女性不孕的常见原因有哪些

引起女性不孕的因素有很多，有些是能够找出原因的，但有些却无法找到原因，我们只能对常见的原因进行分析：

（1）盆腔因素。女性的盆腔问题引起的不孕约占不孕原因的35％。主要包括女性卵巢、输卵管、子宫等的发育畸形、炎症、肿瘤等，输卵管堵塞不通、子宫内膜异位症等也会造成女性的不孕。

（2）排卵障碍。排卵是女性怀孕的基础，但是有25％~35％女性会因为卵巢的排卵出现问题而不孕。

（3）其他异常。如果女方精神压力大、减肥、作息时间不规律等引起内分泌紊乱，都可能导致不孕。

4. 导致男性不育的原因有哪些

引起男性不育的原因也有很多，主要有：

（1）性功能异常：外生殖器发育异常、无勃起、不射精、逆行射精等，都会使精子无法进入阴道，影响怀孕。

（2）精液异常：这种男性虽然性功能正常，但是精液检查为无精、弱精、少精、死精、精子发育异常或见畸形精子等。精子的质量不好，当然影响怀孕了。

（3）其他异常：如果男性长期服用激素、抗生素、降血压药物、酗酒等，都会影响怀孕。

5. 哪些不良生活方式容易导致不孕

有的夫妻在不经意间，就失去了做父母的机会。改善以下不良生活方式对怀孕有一定帮助。

（1）饮食结构不合理。不当的饮食结构会导致女性身材过度苗条或过度肥胖，最终导致不孕的发生。

（2）压力过大。生活的压力、工作的压力、精神高度紧张等都会引起月经紊乱、卵巢排卵功能障碍，从而导致不孕。

（3）酗酒、抽烟以及吸毒等不良生活习惯，都会影响妇女的身体健康，导致不孕。

（4）性生活过频繁或不协调等，也是导致不孕的原因之一。

（5）未做好避孕措施，多次人工流产，造成输卵管堵塞、宫腔粘连，进而导致不孕。

二、如何应对不孕症

　　幸福的家庭，一方面来源于夫妻双方的爱情，另一方面也来源于孩子。不孕不育对家庭的伤害是巨大的，出现这种不幸，也不要过于担心，大多数不孕不育是可以通过治疗最后成功拥有健康宝宝的。

1. 如何避免女性走入治疗不孕的误区

　　不孕不育会让很多女性无所适从，治疗上也急于求成，以至走入治疗上的误区。

　　（1）到正规医院检查治疗是治疗不孕的必要条件。很多不孕妇女常被社会上"包治不孕"的"祖传秘方"所迷惑，最后花了钱，肚子却一点动静都没有，是"赔了夫人又折兵"。

　　（2）夫妻双方同时检查治疗才能保证治疗的准确性。不孕症的发生原因是多方面的，有男方因素，有女方因素，也有男女双方共同的因素，所以不能因为自己有问题，而羞于启齿。面对不孕，夫妻双方都有责任和义务尽早进行检查及治疗，才能在治疗不孕症中少走弯路。

　　（3）保持良好的心态是治疗不孕的保障。怀孕是一件可遇而不可求的事。有些不孕妇女各方面检查都是正常的，但就是盼子心切，过度的焦虑、紧张，身心备受煎熬，导致性功能紊乱，不能正常受孕。所以，

93

一定要调整心态，积极面对不孕，正确治疗。许多人
一旦放松心情，就会有"意外之喜"。良好的心态是治
疗不孕的保障，那种心急如焚或病急乱投医是治疗不
孕不育的大忌。

2. 不孕女性的保健有哪些

不孕的原因非常复杂，需要女性朋友们从多方面
采取行动。

（1）改变不良生活方式。不健康的生活方式会使
你的怀孕能力大打折扣。所以，肥胖者需减肥、调整
饮食结构；身体素质差的需纠正营养不良或贫血；戒
烟、戒毒、戒酒。

（2）根据排卵周期同房，可以增加受孕机会。

（3）治疗女性生殖道各种疾病：如：卵巢肿瘤、
子宫肌瘤、子宫内膜异位症、盆腔炎症等，使女性的
生殖器官呈现良好的状态，利于怀孕。

（4）调整月经，诱发排卵。医生会根据病人年龄、
卵巢功能等的不同情况，在必要时给予口服促排卵药
物来帮助排卵，同时也达到调整月经的目的。

（5）不明原因不孕的治疗：因有10%左右不孕原
因不明确，目前尚无肯定有效的治疗方法。对年轻、
卵巢功能及精液检查均正常的夫妇，可观察等待自然
受孕，但一般不超过两年。对年龄大于30岁（特别是
大于35岁）、卵巢功能减退的女性患者，则需进行治
疗帮助怀孕。

（6）辅助生殖技术：对经过一般治疗仍无法怀孕或不孕原因不清的患者，最后还可以通过辅助生殖技术让许多不孕症家庭拥有自己的孩子。辅助生殖技术包括人工授精、体外授精-胚胎移植（俗称试管婴儿）等。但这种方法费用高、成功率较低（一般约30％～40％左右）。

3. 帮助怀孕有哪些方法

下面，我们介绍一些帮助怀孕的小妙招，希望能对您的怀孕有所帮助。

（1）监测排卵，算出最佳同房时间。正常育龄女性一个月经周期一般只能排一次卵子，所以有效利用好排卵期是怀孕成功的关键之一。

如果月经周期规律，排卵时间一般在您下次月经来潮前的14天左右。这期间，女性阴道分泌物会增多，呈鸡蛋清样，提示这段时间即为排卵期。一般来说排卵前3天至排卵后1～2天是最容易受孕的时期，夫妻俩可以在这个时期增加同房次数，以增加受孕机会。

如果月经周期不规律，最简单的办法就是利用排卵测试纸来监测是否排卵。

实在不行，可以到医院去多次B超检查，动态观察是否排卵。

（2）合适的同房姿势可增加受孕几率。合适的姿势可帮助精子迅速到达女性宫颈进入宫腔与卵子结合。

最佳受孕姿势一：对于子宫前位的女性来说，生殖器正面交合是最佳的一种性交方式。女方仰卧平躺，双膝稍弯曲分开，这样可使精液顺利射入阴道宫颈。

　　最佳受孕姿势二：对子宫后位的女性来说，男方从背面进入会更有利于精液射入阴道宫颈。

　　为了确保受孕，延长精液在阴道的存留时间：同房后女方可躺在床上休息，双腿抬高，若脚抬高困难者，可臀下塞一个枕头，使身体处于臀高头低位；也可采取侧卧位，膝盖尽量向胸部弯曲，这样可达到精子尽量多进入女性体内的目的。

　　（3）夫妻配合共同努力完成受孕。发生不孕，夫妻间不能相互埋怨，而应夫妻同治，相互配合，相互鼓励，到正规专业医院，在医生的指导下积极治疗才能达到受孕的目的。

　　（4）人工授精或试管婴儿帮助您怀上宝宝。对于经过各种方法治疗不孕不育仍无法怀孕的夫妇，可以试行通过人工授精或试管婴儿达到拥有健康宝宝的目的。在做人工授精或试管婴儿前，医生会要求夫妻双方出示结婚证、准生证等相关证件。男方需做精液检查，女方需做详细的妇科检查及其他的基本检查。根据检查结果，再决定是否具备人工授精或试管婴儿的条件。

第九章

避孕与计划生育

一、常用的避孕方法

避孕是每个生育期年龄妇女无生育计划时都会遇到的问题，有效的避孕不但能增进夫妻性生活满意度，还能保证妇女的身体健康。

1. 避孕方法有哪些

避孕的方法有很多：安放宫内节育器、口服避孕药、安全期避孕、体外射精、女性输卵管结扎、男用安全套、男性输精管结扎等。理想的避孕方法是希望达到安全、简单、方便、经济、实惠、对性生活无不良影响的目的。夫妻俩一起选择满意的、适合自己的避孕方法对于避孕成功与否极为重要。

2. 为什么不能把避孕任务都推给女性

一说起"避孕"，很多人首先想到就是由女方来承担此任务，因为安环、服避孕药等都是目前运用较广泛的避孕方式，而常用的这两种避孕方法都是女人在使用。但如果女性有其他原因不能服药或安环，男人就应该勇于承担起避孕的任务，如戴安全套、男性结扎等。所以，夫妻共同参与避孕才能使性生活变得更加美好！

3. 不同避孕方法的避孕效果是一样的吗

夫妻俩选择避孕方法时经常会感到迷茫：这么多避孕方法哪种好？效果都一样吗？

现有的避孕方法中没有一种是百分之百有效的，不同的避孕方法避孕效果也不一样，其副作用也是有不同。

安全期避孕、体外射精，其失败率可高达20%以上，所以不推荐常规使用。

服用紧急避孕药，失败率也可高达25%，所以不建议长期服用。

安放宫内节育器（即安环）作为一种安全、有效性相对较高、方便性好、作用可逆的避孕工具，成为我国生育期女性最主要的避孕措施。

4. 安全期避孕为什么不安全

按规律月经周期计算，下次月经来潮前14天左右是排卵日，排卵前后3~5天都是怀孕的危险期，安全期避孕就是避开这段危险期来同房。但是女性的排卵期是不稳定的，会随着女性的心情、精神压力等出现排卵提前或延后，有时还会发生额外的排卵，尤其对于月经周期不规律的女性，这种方法几乎是无效的。

所以，安全期避孕其实是不安全的。

5. 体外射精为什么容易失败

很多男性朋友喜欢用体外射精的方法来避孕，就是当男方在性高潮即将射精前抽出阴茎，将精液排出女方阴道外，达到避孕的目的。这种方法的失败率可以高达30%，很不可靠。因为男方射精之前，流出的分泌物中已经含有少量精子，其数量已足以令女性怀孕，并且这种方法需要男方有极强的自我控制力才行，不易掌握。而且，长期使用还会造成男性早泄、性冷淡等。

为了安全避孕、为了丈夫身体健康，请不要采用体外射精这种避孕方法！

6. 为什么服了紧急避孕药还会怀孕

"生活中难免有情不自禁的温情一刻，××紧急避孕药便是您的守护神，让您大胆爱，放心爱"，这是某紧急避孕药的广告语。事实上，真的可以完全放心地去爱吗？为什么很多女性朋友同房后服用了紧急避孕药，仍然怀孕了？

紧急避孕药只能对服药的前一次性生活有保护作用，其保护作用也只有75%，有25%的失败率，所以服用了紧急避孕药仍然会怀孕。同时，紧急避孕药的剂量很大，对身体的伤害也就很大，服药后可能引起恶心、呕吐、月经紊乱、停经、乳房胀痛等。

所以，为图方便的女性朋友注意了：紧急避孕药不能当作常规避孕药经常服用！不能多次用、反复用！

7. 安全套安全吗

许多男性总觉得性生活就是要"零距离接触"，戴安全套会没有了应有的快感，也怀疑安全套真的安全吗？其实只要正确使用安全套，其避孕成功率是可以达到98％的。

安全套也称避孕套，使用前需先吹气检查有无漏孔，有无残留空气，在射精后需迅速将阴茎和安全套一起抽出阴道。但如果使用方法错误、套子破裂、抽出时间晚了、不能做到每次同房都坚持使用等也会造成避孕失败。

安全套还能对艾滋病、淋病等性病的传染起到一定的隔离作用。

8. 安环的最佳时间是什么时候

（1）金属环的放置时间：一般在月经干净后3~7天内，也可以在人工流产术后立即安放；顺产后3月、剖宫产后半年安放；作为紧急避孕时要在性交后5天内安放。

（2）药物环的放置时间：在月经来潮开始计算第3~7天安放，也可在人工流产术后立即安放。

9. 安环后需注意的事项有哪些

（1）安环后需注意休息，1 周内不能挑水、干农活等重体力劳动，2 周内不能同房。

（2）常清洗外阴，保持外阴清洁卫生。

（3）如果出血多、腹痛、白带异常等，需立即到医院检查是否有炎症感染。

（4）安环后需定期到医院检查环的情况，特殊情况随时检查。

（5）按照医生告知的环有效期限，到期取出或者更换。

10. 安环后出现阴道流血是正常的吗

安环后常常会出现少量不规则阴道出血，有些女性还会出现腰酸、腹痛、白带增多等不适。这些情况大多属正常反应，观察 3 ~6 个月后这些症状会逐渐好转，不需要处理。但如果有阴道大流血或腹痛难忍、白带恶臭等，需及时到医院检查是否有安环后感染或有其他异常，必要时医生会取出节育环。

101

11. 每个妇女都适合安环吗

并不是所有妇女都适合安环，有以下情况的妇女需要选择其他避孕方式：

（1）已怀孕或还不能确定是否怀孕的女性。

（2）有阴道炎、盆腔炎等妇科炎症的女性。

（3）有子宫肌瘤、子宫畸形、长期不规则阴道流血或有严重心、肺等全身性疾病的女性。

在选择避孕方式的时候咨询您的妇科医生，他可以帮您推荐适合您的避孕方式。

12. 取环的最佳时间是什么时候

当放入的环到了规定的年限需要更换、准备再生育或不需要再避孕、准备改用其他方式避孕、安环不适出现时，就需要取出节育环，而取环的时间不是随心所欲，是有讲究的。

（1）一般在月经干净后 3~7 天内取环。

（2）如果因为环引起的不规则流血，可以随时取出。

（3）带环受孕的，在人工流产时同时取出。

（4）绝经期妇女在绝经 1 年内取出。

13. 常用的口服避孕药有哪些种类

常用的口服避孕药分为复方长效口服避孕药、复方短效口服避孕药和紧急避孕药。

（1）复方长效口服避孕药。每月只需服药 1 次，就可以避孕一个月，非常方便，但因为药物的副作用较大，现在已经很少用了。

（2）复方短效口服避孕药。需要从月经第 1~3 天开始服用第 1 片，之后每天 1 片，连服 21 天，中途不得随意停药。这种避孕药副作用较小，正确使用后避孕效果接近 100%。

（3）紧急避孕药。同房后的紧急避孕方法之一，因为副作用较大、避孕效果约 75％，所以不推荐长期服用，不能替代常规避孕。

二、避孕失败的补救措施

当避孕遭遇了意外，必须面临舍去这"意外来客"时，不要惊慌、不要懊恼，也一定不要不知所措。意外怀孕一旦发生必须及时采取正确有效的措施，解除这意外的"烦恼"，这才是避免对女性身体和心灵双重伤害的最好办法。

"人工流产"可以帮助解决避孕失败带来的意外怀孕。

1. 早期怀孕的人工流产方法有哪些

终止早期怀孕的人工流产方法目前有手术流产和药物流产。

手术流产就是用手术方式终止妊娠的方法，即人们常说的"人流术"。

药物流产就是口服药物终止早孕的方法，目前应用的药物是米非司酮和米索前列醇，这两种药配合使用流产成功率可达 90％以上。

2. 什么时间做人流最安全

许多年轻女孩对人流手术时间不了解，往往到医

103

院时已经错过了最佳的手术时间，这可苦了咱们女同胞。让我们来了解一下人流最佳时间吧！

停经70天以内（即怀孕10周内），B超能发现孕囊在子宫内，都可以做人流手术。怀孕时间太短，停经35天之内，孕囊太小，这时手术不容易吸到孕囊，容易造成手术失败；如果停经时间太长，超过70天，孕囊已经发育较大，单纯人流负压吸引不容易完全吸净孕囊，同样也会造成手术失败。

所以，做人流的最佳时间是停经35~70天，这个时间手术对身体的伤害较小、手术风险较低、术后恢复较快。而每个人的具体人流时间还要医生根据停经时间、B超检查孕囊大小来决定。所以，停经后马上到医院进行检查，在医生指导下决定手术时间才是最明智的选择！

3. 人流手术会对妇女造成什么伤害

随着人流技术的成熟，手术的安全性也逐渐提高，但任何手术都会对身体造成一定的伤害，即使是做一次人流也可能会带来较大影响。特别是随着现代社会的开放，频繁做人流的人群也逐渐增多，这对女性的身心都会带来巨大的伤害。人流手术非小事！

（1）出血。常发生在停经月份较大的女性，术中或术后都可能引起阴道流血，严重的甚至引起贫血。

（2）子宫穿孔。这是人流术较严重的伤害，特别对于哺乳期的子宫和剖宫产有瘢痕的子宫最容易出现。

穿孔严重的甚至需要开腹手术治疗。

(3) 人流不全或漏吸。这是人流术对女性较常见的一种伤害。人流术后如果出现腹痛、阴道流血时间长、阴道流血停止后又流血等都可能是手术未吸净孕囊或根本未吸出孕囊造成的。一旦确诊，需要再做一次清宫手术才能解决残留孕囊。

(4) 感染。可出现发热、流脓、腹痛、腰痛等宫腔感染、盆腔感染症状，严重的会出现败血症甚至死亡。

(5) 宫腔粘连、月经失调、慢性盆腔炎、不孕等，这些都是术后的远期伤害。

(6) 部分女性在人流术后担心再次怀孕，造成对性生活紧张、焦虑甚至恐惧，形成心理阴影，从而造成夫妻关系的不和谐。

总之，希望广大女性切勿把人流手术当作避孕的手段。同时，也不要怕被人知晓而选择"黑诊所"进行非法堕胎，否则，一时的失误有可能会给您带来无尽的伤害。

4. 无痛人流真如广告上说的没有伤害吗

一旦面临人流手术，大多数女性朋友会毅然选择无痛人流，希望通过"无痛"减轻对身体的伤害。而大街小巷都贴着"一觉醒来，烦恼全无"、"无痛人流零伤害"等五花八门的广告，也让许多女性都深信不疑。无痛人流真如广告所说的无伤害吗？

"无痛人流"就是通过静脉用药或吸入麻醉药的方式让患者在无痛状态下终止妊娠的一种人流手术方式。和普通人流手术相比，无痛人流有着"无痛"这一"高科技"的支持，的确大大减轻了患者的痛苦，增加了患者的舒适度，但医生的人流手术操作方式却是一样的，术中同样也可能会造成子宫穿孔、感染、术后人流不全、宫腔粘连、不孕等风险。

所以，无痛人流同样也会对身体带来无法预测的伤害，夫妻俩做好避孕措施才是关键，不要等到怀孕了再"亡羊补牢"，那就"为时晚矣"。

5. 人流术后该如何保健

人流术后，很多女性朋友以为真如广告所说的"今天手术、明天上班"，而不进行合理的休息和护理，最后造成对身体的伤害。在农村，有"人流术后需坐小月子"的说法，足以证明人流术后身体的调理多么重要。

（1）加强营养，但是不主张吃大量的补品。

（2）注意休息，但不主张卧床休息，还应该适当活动，以促进子宫的收缩及淤血的排出。

（3）注意观察出血量及出血时间，如果出血量超过平时的月经量，或者出血时间超过 7 天，需到医院就诊。

（4）如果出现腹痛、发热、白带黄色或脓性有臭味等异常情况，及时到医院检查复诊。

（5）观察月经恢复的时间，如果超过 45 天，月经仍然未来潮，一定要到医院就诊。

（6）注意避孕，术后立即采用有效的避孕方法，才能让自己不再次意外怀孕，免除人工流产对身体的再次伤害。

6. 人流手术时能同时安环吗

如果能够在人流手术同时安环避孕，一次手术解决两种"烦恼"，是很多女性都愿意接受的，但她们又担心会不会增加阴道流血等副作用。其实，医生在手术时会根据术中出血情况、子宫大小、是否人流完全等做出判定，只要符合要求，医生可以在手术完毕后同时安环，但如果子宫条件不允许还是不能安环的。

7. 人流术后多久可以同房

人工流产术后，人的抵抗力、免疫力、心理和生理的恢复都需要一个月左右时间，这段时间如果同房的话，容易导致细菌感染，引起盆腔炎症等妇科病，甚至还会造成再次怀孕、宫外孕等风险。所以应该在人流术后休息一个月后再同房，并且要采取可靠的避孕措施，否则会对女方的身体健康带来更大的危害。

8. 药物流产就不需要手术清宫了吗

部分怀孕的女性朋友为省事，自行在小诊所购买药物流产药物，结果造成大出血甚至宫外孕破裂的比比皆是，所以在服药前必须弄清哪种情况才能吃药？

107

是否吃了药就不需要清宫了？

只有年龄在 40 岁以下、B 超确定是宫内怀孕、身体健康、无法做人工流产手术的女性才能使用药物流产，而有高血压、心脏病、青光眼、血液病等女性就不能服用药物。

医生会在用药前进行评估，用药过程中进行监测，一旦发现服药后胚胎不能顺利排出来，或者出现大流血，或者流产后流血时间超过 2 周，B 超复查时发现子宫内仍然有组织物，就需要进行手术清宫。

医生忠告：药物流产的药物一定不能自行擅自购买，必须在正规医院的医生处方指导下观察服用。

9. 药物流产对身体有伤害吗

很多女性朋友觉得药流简单、快捷、无痛苦，且觉得"药流"不是手术，对子宫没有伤害，对身体没有副作用，事实真的如此吗？

首先，部分女性服药后可能会出现腹痛、恶心、呕吐等药物反应，还会有流血时间长、出血多等副作用，部分还可能因大出血而需急诊剖宫终止妊娠，远期还有月经失调、继发不孕等不良后果。所以，药物流产对身体也有伤害，积极正确主动避孕才是关键。

第十章

性传播疾病

一、性传播疾病的相关问题

1. 什么是性传播疾病

性传播疾病俗称"性病"，旧时称"花柳病"，是指通过性生活为主要传染方式的疾病。感染后常在生殖器部位发生病变，可导致生殖器畸形、不孕等后遗症，严重危害人的身心健康，殃及家庭，遗害后代。常见的性病有梅毒、艾滋病、尖锐湿疣、淋病、生殖器疱疹、软下疳、生殖道沙眼衣原体感染、性病性淋巴肉芽肿等。

2. 阴道炎是性病吗

通常所说的阴道炎是因为阴道内细菌生长所引起的炎症，而性病则是强调以性交途径传播的疾病，虽然某些阴道炎症也可以通过性交传染，但是两者是不能等同的。

3. 母亲患了性病对胎儿有影响吗

性病侵扰着人们的正常生活，影响着家庭的和睦，人人谈"性"色变，特别是怀孕的妈妈，一旦染上性病，经常羞于启口，以致延误病情，最终通过胎盘、产道、乳汁、直接接触等传染给胎儿或新生儿，引起流产、早产、胎死宫内，也可使新生儿感染性病，甚至导致新生儿和产妇的死亡等，对妈妈及胎儿都有极大危害。所以，自觉地抵制不正当的性行为、洁身自爱、注重性卫生是所有女性必须关注的重点。

4. 如何预防性病

夫妻任何一方染上性病，都可能通过夫妻间的性生活传染给对方，甚至孩子也有可能感染上性病，让一家人都陷入痛苦的深渊。所以，对于性病最好的办法就是预防。

（1）要有固定的性伴侣。

（2）性生活尽量使用避孕套。特别是知道对方有性病时，必须要求使用避孕套，避孕套是最安全、最方便的防止性病的措施。

（3）公共场所尽量不要选择盆浴；不与他人合用毛巾、浴盆、牙刷、剃须刀等。接触了性病病人的日常用品，如内衣、毛巾等，应及时消毒处理，在未消毒处理前一定要避免接触身体其他部位，否则会有无辜感染上性病的可能。

（4）不吸毒；如果需要做血液的检查，必须到正规医院抽血，避免血液传播；不与他人共用注射器。

（5）家里有性病患者的应注意消毒隔离，浴盆、毛巾必须分开使用，内衣裤不要和小孩混在一起洗，大人与小孩也应分床睡觉。

（6）一旦感染上性病，必须到正规医院检查治疗，治疗期间避免性生活，防止再次传染给他人；治疗后也应该定期到医院复查。

二、淋病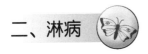

1. 淋病是怎么引起的

淋病是由淋球菌感染引起的性传播疾病。随着性观念的越来越开放，近年来淋病成为我国发病率较高的一种性病。

淋病主要是通过性生活接触引起传播的，卖淫、嫖娼、性生活紊乱等是淋病的主要传染方式。

极少部分可以通过接触淋病病人的衣物、马桶、游泳池等进行传播。

患有淋病的妇女可在怀孕或生产过程中将淋球菌传给胎儿及新生儿，使新生儿患上淋病，影响新生儿的成长发育。

综上所述，性生活直接接触、间接传播、母婴传染都可以导致淋病相互传染，因此远离这些可能感染淋病的行为习惯，才能更好地保护自己和家人。

111

2. 淋病主要有哪些症状

淋病传播速度快、感染率高。刚感染上淋病，最初可能没有明显症状。但2~3天后，就会出现排尿困难，排尿时尿道口灼痛，尿频、尿急、尿痛、下腹痛等，还会有较多脓性白带，有腥臭味，同时伴外阴瘙痒或灼痛，部分还可以引起盆腔炎、宫外孕和不孕症等。

淋球菌还可经血液播散至全身，甚至危及生命。

3. 怎么检查自己是否得了淋病

很多妇女一次偶然的婚外性生活或知道丈夫有了淋病，就会担心自己被传染上淋病，那么如何知道自己是否感染淋病呢？

如果怀疑自己得了淋病，您首先就需要立即到正规医院咨询检查！如实向医生诉说自己的性生活史，并讲述有无尿频、尿急、尿痛和白带分泌物等。医生会根据您的病史做相关检查，一旦阴道内脓性分泌物培养出淋球菌就可以确认您已经患上淋病。

4. 患了淋病该怎么治疗

淋病很容易被传染，一不注意就会"中招"。如果得了淋病该怎么治疗？千万不能病急乱投医，切勿轻信江湖游医或私自用药，做到如下几点就可以及时得到康复。

（1）一旦出现任何不适，尽早到医院进行检查确诊，是决定能否完全治疗好转的前提条件。

（2）按医生要求及时、正确、规范使用抗生素治疗，是治疗的关键。

（3）治疗期间尽量休息、避免劳累，适当锻炼，增强身体抵抗力。

（4）夫妻必须同时检查，一旦确诊患病，应同时接受治疗。

（5）治疗后按医生要求定期随访，是避免复发的有效措施。

5. 淋病治疗期间可以同房吗

淋病治疗期间应该严禁性生活。一方面，性生活会加重淋病病情，另一方面，淋病会通过性生活传染给对方。一旦任何一方发现患有淋病，夫妻双方需要同时进行检查和治疗，以达到治愈，减少复发。

6. 如何避免淋病传染给新生儿

大家都知道淋病是一种可怕的传染病，会给家庭带来极大的伤害，尤其是在怀孕期间如果患了淋病，有近一半会发生流产、早产，孕妇也有发生宫腔感染等风险。那么，妊娠合并淋病怎么办呢？

患有淋病的产妇，很容易通过胎盘或生产过程中将淋球菌传染给新生儿引发新生儿淋病。所以，怀孕期间发现淋病，必须按医生要求正规治疗，不得随意中止用药。特别是在宝宝出生前，产妇一定要如实将病情告知接生医生，以利于医生在宝宝出生后，尽快对新生儿使用药物进行预防。否则，有发生新生儿感染淋病，甚至死亡的可能。

三、梅毒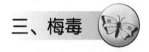

1. 什么是梅毒

梅毒是一种常见的性病，对人的身体健康危害极大，是由梅毒螺旋体感染引起的一种慢性全身性传染病，它可以侵犯全身多个组织器官，还可以通过胎盘直接传染给胎儿。患上梅毒可出现全身皮肤黏膜损害、全身大面积脱发，还可引起肾病、心血管疾病、神情痴呆甚至残疾、死亡等。

感染病程在两年以内的称为早期梅毒。包括一期梅毒、二期梅毒、早期潜伏期梅毒。

病程在两年以上的称为晚期梅毒。

2. 梅毒只有通过性生活才能感染吗

性生活是传播梅毒的一个最主要途径，占了95%以上，但是梅毒还可以通过其他途径进行传播。

没有治疗的梅毒在感染后一年内传染性最强，但随着病情发展，其传染性会越来越小，到了感染后4年以上基本无传染性了。

有极少数妇女可以在接触了梅毒螺旋体污染了的衣物后被传染。

孕妇可以通过胎盘或在生产过程中将梅毒螺旋体传染给胎儿，即使该孕妇患病已超过 4 年，也会引起胎儿出生时就患上先天梅毒。

3. 梅毒该怎么治疗

许多女性朋友怕别人知道自己患上梅毒，就偏信游医广告，结果未能及时进行治疗，不但损失了钱财，还贻误了病情。

一旦发现患上梅毒必须及早正规治疗，青霉素对梅毒螺旋体有较强的杀灭作用，副作用小，只要按医生要求正规治疗，梅毒是可以完全康复的。如果青霉素过敏，医生会根据情况选择合适的抗生素。

治疗期间，其丈夫也必须检查，必要时在医生要求下接受治疗。治疗好转后需按医生要求定期随访。

4. 梅毒患者可以过性生活吗

一旦确定患上梅毒，对患者的心理打击是巨大的，同时也会对夫妻双方的性生活造成一定的心理阴影，从而影响性生活。

梅毒是传染性较强的一种性病，患病期间同房很容易被传染。一旦知道自己患上了性病，为了自己和家人的安全，应当马上开诚布公地告诉丈夫，停止性生活，并同时到医院检查、治疗，直到梅毒血清反应转为阴性后才能恢复正常性生活，且在刚恢复性生活的第一年，同房时仍需戴避孕套，防止再次感染及

115

受孕。

5. 使用避孕套可以防止梅毒传播吗

很多人认为，只要戴上避孕套就可以安全防止梅毒传播了。其实梅毒病人的皮肤黏膜表面、唾液、精液、尿液中都存在着大量的梅毒螺旋体，在性生活过程中，如果出现阴道黏膜的破损或避孕套的破损等，梅毒螺旋体就会从破损的皮肤黏膜进入人体感染上梅毒。所以，为了您和家人的健康，一期梅毒、传染性极强时一定要停止性生活。

6. 如何做好梅毒妇女的日常保健

治疗梅毒需要一个漫长的过程，这会给女性心理和生理带来许多烦恼。因此，梅毒妇女除了积极配合医生接受正规、足够的治疗外，还应做好日常的保健工作，使自己尽早摆脱疾病的烦恼。

（1）患上梅毒就一定要做好避孕工作。但如果已经怀孕，是否可以保留胎儿，最好听从医生建议。当然最后医生还是要尊重孕妇自身意愿决定胎儿的去留。

（2）早期梅毒传染性强，要取得丈夫的理解，避免性生活，这样才能够更好的保护自己的爱人。

（3）注意生活卫生。不与他人共用毛巾，不在公共场所使用浴巾、马桶等，自己的内裤、毛巾需单独清洗。

（4）注意休息，加强营养，适当运动，增强抵抗力，保持乐观向上的心态和生活方式，坚定战胜疾病的信心。

7. 梅毒治疗后如何随访复查

梅毒的正规治疗非常重要，治疗后的随访也同样不能忽视，这样才能及时发现有无复发并及时进行治疗。

第一年内每三个月复查一次，第二年后每半年复查一次，共随访至少 2 ~3 年。医生会根据您复查时的检验结果决定下一步治疗方案或何时停止治疗。

一旦诊断妊娠期梅毒，在分娩前应每月进行一次梅毒血清检查，分娩后按一般梅毒病人进行随访。梅毒妈妈生产的小孩，应该在出生后的第 1、3、6、9 月和第 12 月及 18 月进行检查。

四、尖锐湿疣

1. 什么是尖锐湿疣

尖锐湿疣由人乳头瘤病毒（HPV）感染引起的一种性病。

尖锐湿疣常常长在肛门周围及外阴等处。多数是粉红色，小的如锥状的肉粒，大的如鸡冠样、菜花样，部分尖锐湿疣自己用手就容易将其弄掉，但很快就会再次长出。如果长在阴道或宫颈，常伴有性生活时疼痛、白带增多甚至有恶臭等，但有时病人也会没有任

117

何症状，只在检查时发现有湿疣。

2. 尖锐湿疣是怎么引起的

尖锐湿疣主要通过性生活接触引起感染。与其他性病一样，间接通过污染的衣物、毛巾等也有传播尖锐湿疣的可能。孕妇感染了尖锐湿疣也有传染给新生宝宝的可能。

3. 尖锐湿疣可以通过血液传播吗

尖锐湿疣是由 HPV 病毒感染引起的，而 HPV 只在皮肤和黏膜的表面生存，其他部位无病毒生存的条件。所以，尖锐湿疣是不能通过血液进行传播的。同样的，也不能通过抽血化验来诊断是否患有尖锐湿疣。

4. 尖锐湿疣都需要手术治疗吗

医生对尖锐湿疣的治疗一般是分为两步进行的：治疣体、防复发。

如果尖锐湿疣较小，可以选用局部搽药。但需注意的是，大多数局部用药刺激性都较强，容易损伤正常皮肤。所以，搽药期间一定要在医生指导下正确使用，切莫自行乱用药，以免造成不良后果。

如果尖锐湿疣的体积比较大，就需要到医院进行激光、微波、冷冻等物理治疗，必要时还需要手术切除。

全身综合治疗。包括提高机体免疫力、抗病毒、中药治疗等。

5. 尖锐湿疣复发的原因有哪些

（1）未选择正规专业的医院进行医治，只去除了疣体，未抗病毒治疗，造成病毒反复复发。

（2）自身的免疫功能低下，同时伴有其他疾病，如糖尿病、艾滋病等，导致病毒反复侵犯，尖锐湿疣反复发作。

（3）未做到夫妻同查同治。任何一方犯病，都需要夫妻共同检查及治疗，否则会相互传染。

6. 如何有效预防尖锐湿疣的复发

尖锐湿疣是一种病毒感染的疾病，有相当强的传染性和复发性，治疗起来相对较困难。但尖锐湿疣也并非洪水猛兽，多数经正规彻底治疗后最终能够控制复发。

（1）在治疗期间疣体未完全消除前应严禁同房，以免疣体扩散、病情加重或传染给他人。如果病情无复发可使用避孕套同房，但需在半年内减少同房次数。

（2）注意个人卫生，正确面对疾病，保持乐观、积极的心态，注意休息，规律生活，增强身体抵抗力及免疫力，减少复发的机会。

（3）夫妻共同面对疾病，互相尊重，互相鼓励，只有共同治疗，才能彻底战胜疾病。

尖锐湿疣的复发一般是在治疗后三个月内，如果治疗后半年内不复发就基本可以算是彻底好转，如果治疗后一年都未复发，那以后复发的几率就更小了。

119

所以按医生要求，定期到医院正规检查治疗是预防复发的关键。

五、艾滋病

1. 艾滋病真的那么可怕吗

艾滋病（AIDS）是一种危害极大的传染病。是人免疫缺陷病毒（HIV）（也就是"艾滋病病毒"）感染人体后，引起人体的免疫力缺乏，从而导致身体多个器官出现感染及恶性肿瘤，最后导致死亡的一种疾病。

2. 艾滋病的传染途径有哪些

艾滋病病人及艾滋病病毒的携带者都可传播艾滋病。

（1）艾滋病主要通过性交进行传播，性伴侣越多感染的风险越大。

（2）其次还通过血液传染，如吸毒、注射或者接触艾滋病病人的血液及身体任何部位的黏液都可引起艾滋病的传染。

（3）艾滋病妈妈可以通过胎盘直接传染给胎儿、或在生产过程中传染给胎儿、出生后也可通过喂奶传染给新生儿。

3. 游泳会感染艾滋病吗

虽然艾滋病毒离开人体后仍然可以生存，但是它对外界的抵抗力很低。一些化学消毒剂也可以杀死它，例如70％的酒精、游泳池消毒常用的含氯消毒液、漂白粉等等。所以即使在游泳时划破皮肤出血也不会感染艾滋病的。

4. 用过的注射针头会感染艾滋病吗

艾滋病病毒可以在用过的注射针头的残留血液里存活几天，具有很强的传染性。如果再次使用这个针头或针筒，就极易感染艾滋病，所以用过的注射针头绝对不能重复再使用。

5. 握手可感染艾滋病吗

艾滋病病毒在暴露的自然环境中很容易死亡。因此，日常生活中与艾滋病病人的接触，如握手、接吻、谈话、吃饭、接触电话、门把、钱币等都不会传染艾滋病。

6. 艾滋病主要有哪些症状

感染艾滋病病毒后的最初几年甚至10年都可以无任何症状，一旦发展成为艾滋病就会出现各种症状。刚开始就像普通感冒，有全身无力、食欲减退、发烧等情况，随着病情的发展加重，会出现皮肤、口腔的感染，表现为各种皮肤上的疾病，持续发热、咳嗽、便血、呼吸困难、意识不清等，最后全身各器官衰竭直至死亡。

121

7. 艾滋病人可以结婚吗

每个人都向往美好的爱情，艾滋病人也同样如此。他们也想要结婚，想要过正常的夫妻生活。但艾滋病又是一种极危险的传染病，一旦感染难以治愈，那么艾滋病人能结婚吗？

艾滋病作为一种性病，虽然法律上未规定不能结婚，但为了保护您所爱的对象，我们建议最好不要结婚。当然，如果对方已经知道您的病情，并愿意与您在一起，也可以结婚。但一定要保护好您的爱人，做好一切防护措施。每次同房都需戴好安全套，不要接触到对方身体的伤口、体液等，以免让您的爱人遭遇和您一样的不幸。

8. 哪些人特别需要进行艾滋病检查

（1）性生活紊乱的人。不安全的性行为是传染艾滋病的主要途径之一，如果您有多个性伴侣，必须定期做艾滋病检测。

（2）吸毒和注射毒品的人。吸毒人群是艾滋病的高发人群，他们经常共用针管注射毒品，最终导致艾滋病的蔓延。

（3）献血、输血或手术病人。艾滋病的另一种传染途径是血液传染，手术、献血或输血都有感染艾滋病的可能。

（4）准备怀孕或已经怀孕的妇女。母婴传染是艾滋病传染的另一方式，如果孕前患有艾滋病，就需严格避孕，以免传染给下一代。如果孕期查出患有艾滋病，需及时治疗，并决定是否继续妊娠。

（5）患有其他性病的妇女。性病病人经常会同时感染上梅毒、淋病等几个性病，所以一旦发现有性病，应该同时做艾滋病检测。

9. 艾滋病妈妈能喂奶吗

染上艾滋病，就意味着产后不能再给自己的宝宝喂奶了，因为母乳也是传染艾滋病的一种途径。新生宝宝只能通过吃奶粉满足生长，并在宝宝一岁和一岁半进行免费艾滋病病毒抗体检测，以确定宝宝是否被传染上艾滋病。

10. 艾滋病能治好吗

艾滋病是一种致死性的疾病，同时也是让各国专家都在共同攻克的难题。专家们虽然付出了艰辛的努力，但到目前为止，尚无任何药物可以完全根治艾滋病，也无可以预防艾滋病的疫苗。所以关键在于预防艾滋病的感染，一旦患病也不要自暴自弃，要保持乐观、积极的心态，提高艾滋病人生活质量。

123

第十一章

常见妇科炎症

一、常见妇科炎症

1. 常见妇科炎症有哪些

妇科炎症是女性常见的一种疾病，主要包括外阴炎、阴道炎、宫颈炎、盆腔炎等。

2. 妇科炎症有哪些危害

妇科炎症需及时治疗，否则会带来以下危害：

（1）妇科炎症容易导致月经不调、白带多、臭味、外阴瘙痒等，影响妇女生活质量，同时，也会引起夫妻性生活的不适。

（2）长期妇科炎症，容易造成女性不孕、宫外孕，有的可引起流产、早产、胎儿畸形等。

（3）妇科炎症也会有一定传染性，不及时治疗，还容易波及家人及朋友。

（4）长期妇科炎症的刺激，会使身体免疫能力低下，导致细菌、病毒容易侵犯身体，严重危害女性身体健康。

3．如何预防妇科炎症

妇科炎症在女性朋友中有很高的发病率，积极做好预防措施，可以让您远离妇科炎症的困扰。

（1）注意外阴清洁卫生。女性朋友要注意个人的清洁卫生，尤其是外阴的清洁卫生。要做到每天清洗外阴，但要避免长期使用药液进行清洗，无特殊情况，只需用温水清洗即可。

（2）勤换内裤。内裤上很容易滋生细菌，最终导致外阴、阴道等妇科炎症的发生。所以，生活中要勤换洗内裤，尽量避免长期使用卫生护垫。

（3）定期妇科检查及时治疗疾病。定期到医院进行妇科检查，一旦发现异常及时进行治疗，以免造成更大的危害。

二、外阴阴道假丝酵母菌病

1．什么是外阴阴道假丝酵母菌病

外阴阴道假丝酵母菌病就是俗称的"霉菌性阴道炎"，是一种常见的妇科炎症。它是由于假丝酵母菌在阴道内大量生长引起的一种阴道炎。约75％的妇女一生中至少患过一次"霉菌性阴道炎"。

2．诱发外阴阴道假丝酵母菌病的原因有哪些

约10％～20％的妇女阴道中都存在假丝酵母菌，

不过一般数量很少，不会引起发病。但如果在全身或阴道抵抗力下降时，或有糖尿病、怀孕、长期使用抗生素、长期穿紧身内裤及肥胖等不良情况时，就会有假丝酵母菌的大量生长而引起发病。少部分患者可通过性交或接触别人的衣物而传染患病。

3. 外阴阴道假丝酵母菌病主要有哪些症状

（1）最明显的症状是外阴瘙痒，甚至是奇痒，严重时会有刺痛感，使得患者坐卧不宁，寝食难安。

（2）豆渣样白带增多是这一疾病的另一主要表现。外阴阴道假丝酵母菌病的典型白带就是：白带多，黏稠，似白色豆渣样或酸奶样，没有明显的臭味。

（3）部分人可能有尿痛及性交痛。

4. 如何预防外阴阴道假丝酵母菌病

外阴阴道假丝酵母菌病虽然是常见的妇科炎症，但却是一种比较顽固容易复发的疾病，会对患者的心理造成一定的阴影，那么该如何预防这种炎症呢？需做到如下几点：

（1）养成良好的卫生习惯，不同别人共用浴盆、毛巾和内衣裤等。在月经期使用干净卫生巾。

（2）勤换内衣裤，最好穿宽松、透气的棉质内衣裤。

（3）不要自行冲洗阴道，破坏阴道的正常环境。

（4）切勿自行使用抗生素，必须经过医生同意并处方。

（5）积极治疗糖尿病等已有疾病，可以减少外阴阴道假丝酵母菌病发作的机会。

5. 怎样防止外阴阴道假丝酵母菌病复发

霉菌性阴道炎的特点是容易反复发作，尤其在月经前后更为明显，有45％左右患过一次外阴阴道假丝酵母菌病的妇女会再次复发。所以，治疗时必须积极配合医生正规用药，尽量避免炎症复发。治疗期间需注意如下几点：

（1）治疗全身性因素。血糖高的女性要控制好血糖；必要时停用抗生素、雌激素等药物；用过的浴盆、毛巾、换下的内衣裤要用开水烫洗、或者在太阳下暴晒。

（2）在医生指导下阴道上药，必要时需要口服抗真菌药物。

（3）对严重或复发的外阴阴道假丝酵母菌病需要延长治疗时间，每月复发前给予阴道上药以巩固治疗。

（4）丈夫一般不需要常规治疗，但是对有症状的男性，应该进行检查及治疗，以防止女性重复感染。

127

6. 外阴阴道假丝酵母菌病对怀孕有何影响

怀孕期间，很多女性容易患上"霉菌性阴道炎"。一旦在怀孕期间感染霉菌性阴道炎，可能会导致胎膜早破、早产、子宫内膜炎等。所以对怀孕合并外阴阴道假丝酵母菌病的产妇，需要选择对胎儿没有影响的阴道上药治疗"霉菌"，严禁口服药物。

三、滴虫性阴道炎

1. 滴虫性阴道炎严重吗

滴虫性阴道炎对于女性身体及生活影响极大。

（1）白带增多，呈泡沫状，有腐臭味，并伴外阴瘙痒、疼痛，瘙痒严重时甚至不得不用手去挠，让女性的生活完全陷入尴尬。

（2）常有尿频、尿急、尿痛，甚至血尿，最终引发尿路感染、膀胱炎、肾盂肾炎，严重影响身体健康。

（3）影响性生活质量。患上阴道炎，外阴瘙痒疼痛、尿频尿急等都会在性生活时更为明显，会让女性朋友对性生活产生抵触，导致性生活质量下降。

（4）影响生育能力。阴道内白带增多会影响精子在阴道内的活动，同时，滴虫能吞噬精子，最终导致女性不孕。

2. 滴虫性阴道炎属于性病吗

滴虫性阴道炎是由阴道毛滴虫引起的阴道炎症，是一种常见的主要通过性交传播的一种妇科炎症，公用浴巾、游泳池、污染的衣物等也可以传染滴虫性阴道炎。

所以滴虫性阴道炎不是属于性病，但可以通过性交进行传播。

3. 如何防止滴虫性阴道炎的复发

滴虫性阴道炎再感染的几率很高，如果不正规治疗很容易复发，所以治疗后的最初3个月需要到医院复查白带，防止再次复发。

（1）主要是口服药物治疗，可以用甲硝唑或替硝唑，基本能达到治疗目的。服药后会出现恶心、胃胀痛等不适，需要饭后服用，或者服用时多喝水。

（2）换洗的内衣裤、毛巾用开水煮沸5~10分钟。

（3）忌辛辣、甜腻、海鲜、烟酒。

（4）夫妻共同治疗也是防止滴虫性阴道炎复发的一个重要措施。

4. 为何滴虫性阴道炎需要夫妻同治

滴虫感染并非是女性的专利，男性的包皮、尿道等处也会存留滴虫，而男性感染滴虫后常无任何症状，但他却会成为传染源，将滴虫传染给女方。所以，夫妻同房是传播滴虫性阴道炎的主要途径，治疗时应夫妻同治，并在完全治疗好转之前需使用避孕套防止相互感染。

129

5. 如何预防滴虫性阴道炎

滴虫在自然界中生存能力较强，极易被传播及感染。因此，做好预防工作尤为重要，需注意以下几点：

（1）定期妇科体检，争取及早发现、及时治疗。

（2）提倡淋浴，尽量用蹲式便池，少用公共毛巾、游泳衣等。

（3）夫妻任何一方有感染者，在未治疗好转前严禁性生活，即使同房也必须戴避孕套。

（4）经常保持外阴清洁卫生，每天清洁外阴、勤换内裤，个人内裤、毛巾应单独清洗，患者的内裤及毛巾要煮沸消毒。

6. 滴虫性阴道炎对怀孕有何影响

怀孕期间感染滴虫性阴道炎会导致胎膜早破、早产、新生儿体重低、新生儿感染滴虫等风险。所以对怀孕合并滴虫性阴道炎的女性，必须在医生指导下进行治疗。

四、老年性阴道炎

1. 绝经后妇女还会患阴道炎吗

很多女性朋友以为，绝经后自己就不会再有妇科疾病了，其实这种想法是错误的。绝经后的妇女身体免疫力下降，一些妇科炎症更容易找上门。

绝经后所患阴道炎称为老年性阴道炎，也叫萎缩性阴道炎。绝经后外阴、阴道等生殖器官均慢慢萎缩，在性生活同房时经常会出现疼痛、擦伤，加之绝经后卵巢功能衰退，雌激素水平降低，导致阴道的抵抗力下降，有害细菌容易过度生长或感染，最终引起炎症。

2. 如何知道自己是否患有老年性阴道炎

绝经后妇女如果出现外阴灼热感、瘙痒、性交疼痛、白带多等就需考虑是否患有老年性阴道炎了。老年性阴道炎的白带大多为淡黄色、稀薄，感染严重为脓性白带，甚至白带夹血或有恶臭味。

3. 老年性阴道炎该如何治疗

很多老年女性患了阴道炎碍于面子都不愿意到医院进行治疗，而是采取拖延的方式，这往往会加重炎症病情。因此，一旦发现异常，一定要及时到医院进行检查治疗。

（1）内裤、毛巾最好用开水烫洗或太阳下暴晒，防止再次引起感染，并与家人的衣物分开清洗。

（2）不要吃辛辣刺激的食物，多吃含维生素的食物，如新鲜瓜果蔬菜等。

（3）在医生指导下规范用药，加强阴道抵抗力。医生会根据老年人的生理特征补充雌激素。

（4）阴道干涩者可使用阴道润滑剂。

131

4. 老年性阴道炎该如何自我护理

老年性阴道炎给老年朋友带来很多不适，及时治疗是重点，同时自我保健也很关键。

（1）许多老年朋友因外阴瘙痒而用热水烫洗外阴或用力抓挠外阴，虽然能暂时缓解症状，但因老年人外阴皮肤本来就脆弱，烫洗或抓挠易损伤皮肤，而且会让皮肤变得更为干燥，瘙痒更加明显。

（2）保持外阴清洁卫生，每日换洗内裤，要求纯棉透气、宽松舒适。不能自行购买外用药液或用香皂等刺激外阴，需使用医生处方用药。

（3）老年妇女阴道萎缩，弹性差，同房时容易损伤阴道壁，所以，同房时可使用润滑剂、动作轻柔，减少摩擦。

五、盆腔炎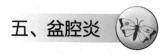

1. 什么是盆腔炎

盆腔炎也是妇科的一种常见炎症，包括子宫内膜炎、输卵管炎、输卵管卵巢脓肿等。盆腔炎可以是一个部位发炎，也可以是几个部位同时发病。

正常人体对外界的细菌有防御功能，可以抵抗细菌的入侵，但当身体抵抗力下降，或由于其他原因使得机体抵抗力遭到破坏时，就会引起盆腔炎。盆腔炎分为急性和慢性两种。

2. 哪些人容易得盆腔炎

盆腔炎多见于年轻女性，而月经初潮前、无性生活史、绝经后的女性发生盆腔炎的几率则很低。以下女性容易好发盆腔炎：

（1）性生活过早的女性。随着社会的开放，部分

14、15 岁的女孩也有了性生活，她们身体发育尚不成熟，对细菌的抵抗力较差，加之对性知识的欠缺，常易引起盆腔感染，导致盆腔炎。

（2）性生活过于频繁的女性。每周性生活大于 3 次的女性容易好发盆腔炎。

（3）性伴侣不固定的女性。

（4）卫生习惯不良的女性。一些妇女平时个人卫生较差，使用不干净的卫生巾，甚至月经期间照样同房，都容易引起外界细菌入侵。

（5）患有性病的女性。

（6）分娩生产后、流产后、妇科手术后等都容易患盆腔炎。

3. 哪些症状提示您可能患盆腔炎了

出现以下情况，您就需警惕自己是否有盆腔炎，需及时到医院检查治疗了。

（1）持续性的下腹疼痛，有时伴腰背部疼痛，活动或同房后疼痛会加重。

（2）白带增多，黏稠，有时会有异常臭味。

（3）部分会有寒战、高热（38.5℃以上）、头痛、恶心、呕吐等。

当然，每个人的表现会有不同，轻型的盆腔炎通常无明显症状，重型盆腔炎腹痛会较剧烈，还会伴有尿频、尿急、尿痛等。一些慢性盆腔炎就只表现为下腹部轻微坠胀不适、隐痛、不孕等。

133

4. 盆腔炎有什么危害

急性盆腔炎未得到及时、有效的治疗就会转为慢性盆腔炎，会给妇女的身体带来诸多不适：

（1）不孕或宫外孕。盆腔炎引起不孕的发生率约为20%～30%，宫外孕的发生率为正常女性的8～10倍。

（2）长期下腹坠胀、疼痛，腰背部痛，在劳累、同房后或月经前后会加重。

（3）会引起月经失调，如不规则阴道流血，月经量增多，痛经等。

5. 如何让您远离盆腔炎

（1）养成良好的卫生习惯，保持外阴清洁、干燥，不共用清洗盆，勤换内裤。

（2）月经期间禁止同房，人流、取环等妇科手术后最好来一次月经后再同房，期间要避免游泳、盆浴等。

（3）注意同房时的性卫生，同房前后最好用清水清洗外阴。

（4）夫妻任何一方有性病时，一定在治疗好转后再同房，即使同房也需戴避孕套，以避免传播性病。

（5）做好避孕工作，减少人流及妇科手术的机会，避免感染。

（6）积极治疗各种阴道炎症，防止引起盆腔炎。

（7）一旦确定为急性盆腔炎，必须按医生要求正规治疗，不能随意停药，否则易转为慢性盆腔炎，长期困扰您的生活。

六、宫颈炎

1. 宫颈炎有什么症状

宫颈炎是已婚妇女常见的一种妇科炎症，分为急性宫颈炎和慢性宫颈炎两种。

大部分妇女患上宫颈炎后无明显症状。部分会有白带增多、黄色，有时可夹有少量血丝，甚至出现同房出血，少数女性还有下腹或腰背部疼痛，并在月经期、排便或性生活时加重。急性期炎症若未得到及时控制就会转变成慢性子宫颈炎症。

2. 哪些人容易患宫颈炎

（1）性生活过于频繁或房事过乱、有多个性伴侣的女性，容易诱发宫颈炎。

（2）人工流产、自然分娩、妇科手术等都可能损伤宫颈，导致细菌侵犯宫颈引起宫颈炎症。

（3）经常患阴道炎的女性。

（4）男方有包皮过长且不注意清洗时，包皮垢中会隐藏大量细菌引起宫颈感染，增加女性患宫颈炎的几率。

135

3. 宫颈炎会发展成宫颈癌吗

宫颈炎是常见的妇科炎症，细菌、病毒、物理或化学等原因都可引起宫颈炎症，而宫颈癌则是由一种特殊的病毒——人乳头瘤病毒（HPV）引起的。因此，单纯的宫颈炎不会引起宫颈癌，只有 HPV 持续感染宫颈才会发展成为宫颈癌！但长期慢性宫颈炎与宫颈癌的发生也有一定的关系，所以应积极治疗慢性宫颈炎。

4. 如何区分您患的是宫颈炎还是宫颈癌

宫颈炎和宫颈癌早期有时很难从外观上进行区分，因此，最好的方法就是进行宫颈癌筛查。

宫颈癌的发病率在女性恶性肿瘤中处于第二位，近年来，我国已将宫颈癌纳入免费定期筛查项目。所以，定期的宫颈癌筛查能帮助您和医生正确区分宫颈炎或宫颈癌。

凡育龄妇女到妇科检查，医生会定期作宫颈细胞学检查进行防癌普查，如果发现异常会接下来继续进行阴道镜检查甚至宫颈活检，以便及早发现及时治疗宫颈病变。

5. 宫颈炎对女性健康有哪些影响

较多已婚妇女都会患上宫颈炎，正因为如此，有些女性认为宫颈炎不是什么严重的疾病，从而错过了最佳的治疗时机，使病情进一步发展。宫颈炎对我们女性健康的主要影响有：

（1）患宫颈炎时，可能会出现同房出血、疼痛等，从而影响性生活质量。

（2）宫颈炎会引起生殖道其他部位炎症，如子宫内膜炎、慢性盆腔炎、膀胱炎等。

（3）宫颈炎患者会出现白带增多，严重者精子无法穿透宫颈管，从而导致不孕。

6. 宫颈炎会影响怀孕吗

无症状或者症状轻的慢性宫颈炎是可以怀孕的，可以在生了宝宝以后再做治疗。

症状明显的宫颈炎，其宫颈分泌物多，质地黏稠，会对精子的活动度和存活率产生不利影响，妨碍精子进入宫腔，影响受孕，引起不孕症，甚至导致流产。所以，有明显症状的宫颈炎是会影响怀孕的，需要积极治疗后怀孕。

7. 宫颈炎必须要手术治疗吗

很多女性朋友们认为：宫颈炎不尽快手术就会发展成宫颈癌。正因为如此，现实中存在较多宫颈炎过度的治疗。

对于生育年龄妇女来说，发现宫颈炎，首先应该除外是否有宫颈癌或癌前病变。对于没有症状的宫颈炎，一般不用治疗。对于有症状的轻度糜烂，局部宫颈上药有一定效果。对于分泌物多、同房出血、症状

137

明显的宫颈炎，可给予激光、冷冻、微波等手术治疗。

8. 宫颈肥大需要治疗吗

宫颈肥大是慢性宫颈炎的一种表现。如果通过常规的宫颈癌筛查没有发现宫颈癌变，只要没有症状，单纯的宫颈肥大通常不需要处理。

9. 宫颈息肉需要手术吗

子宫颈息肉是慢性宫颈炎的一种表现。一般情况下，患了子宫息肉自己不会发现，只在体检时发现。有的女性会出现白带增多、白带中有血丝、出现同房出血。宫颈息肉虽然是良性病变，很少发生恶变，但是发现后，应该积极给予治疗。

宫颈息肉一般以手术摘除为主，息肉摘除后有复发的可能，所以术后应定期到医院复查。

10. 宫颈炎的自我保健

宫颈炎会给女性生活、工作带来困扰。做好宫颈炎的自我保健，可以避免宫颈炎给我们带来严重影响。

（1）保持健康生活方式，增强身体免疫力，注意卫生，保持外阴清洁。在月经期、分娩期、流产后、宫颈物理治疗术后应预防感染，避免性生活。

（2）杜绝婚外性行为、避免经期同房，减少不洁性生活带来的各种病原体感染，从而诱发宫颈炎甚至宫颈癌。

（3）避免宫颈损伤：采取有效的避孕措施，尽量少做或不做人流、清宫等对宫颈有损伤的手术。分娩时尽量配合医生正确用力，避免损伤宫颈。

（4）定期做妇科检查，发现阴道炎、急性宫颈炎症要积极彻底治疗。

第十二章

常见妇科肿瘤

常见的妇科肿瘤有外阴肿瘤、阴道肿瘤、子宫颈肿瘤、子宫肿瘤、卵巢肿瘤、输卵管肿瘤、妊娠滋养细胞疾病等。子宫内膜癌、卵巢癌、宫颈癌被称为女性生殖道三大恶性肿瘤。

一、卵巢肿瘤

卵巢肿瘤是指发生在女性卵巢上的肿瘤。它是女性特有的常见妇科肿瘤之一。而卵巢恶性肿瘤（即卵巢癌）则是妇科恶性肿瘤中死亡率最高的一种肿瘤。

1. 哪些妇女容易患卵巢肿瘤

（1）长期生活方式不规律、喜欢吸烟的妇女。

（2）从未怀孕或怀孕次数过少的妇女。

（3）月经来得早、回得晚的妇女。

（4）家族成员已有患卵巢癌的妇女。

2. 卵巢癌能早期发现吗

卵巢癌在早期没有任何症状，也难以被早期发现，卵巢癌一经发现大多已属于晚期了，因此早期检查是非常重要的。家族中有卵巢癌患者的高危人群应从幼儿就开始普查，一般女性至少从30岁开始每年就需要进行一次妇科检查。

3. 卵巢肿瘤都是恶性的吗

卵巢肿瘤有恶性的，也有良性的。

（1）卵巢良性肿瘤：就是常说的卵巢囊肿，肿瘤较小时一般无特殊症状，不易发现。肿瘤较大则会有一些症状，如下腹胀痛、尿频、便秘等。

（2）卵巢恶性肿瘤，即卵巢癌。早期一般没有症状，晚期有腹痛、腹胀、消瘦等不适。卵巢癌一经发现需尽早手术。

4. 卵巢癌和遗传有关吗

得了卵巢癌，除了难过外，还有担心：卵巢癌会遗传吗？

据专家研究：卵巢癌的发生可能和遗传有一定关系，也就是说，家族中如果有人患过卵巢癌或者乳腺癌，则患卵巢癌的风险比正常家庭有所增加。所以，对于家族中有卵巢癌、乳腺癌的妇女一定要加强定期体检，及时发现异常。

141

5. 卵巢囊肿会影响怀孕吗

患上卵巢囊肿的女人一样也可以怀孕。不过卵巢囊肿在早孕期间可能会引起胎儿流产，中孕期间时则易发生卵巢囊肿蒂扭转，晚期囊肿较大者会在分娩时引起难产。

在怀孕期间，囊肿会比孕前增大甚至有恶变的可能，因此如果在怀孕前发现有卵巢囊肿，最好先做手术再怀孕。如果已经怀孕，为了避免流产，可等待妊娠 12 周后再行手术；如果是在妊娠晚期发现卵巢肿瘤，可等待分娩时一起行肿瘤切除。在不能排除卵巢恶性肿瘤的情况下，则需尽早手术。听从医生安排是最好的选择。

6. 卵巢癌可以预防吗

目前，卵巢癌的发病原因不清楚，所以缺乏有效的、可靠的预防方法，但是如果做到以下几点，能够降低患卵巢癌的几率：

（1）口服避孕药。对高危女性，口服避孕药可减少卵巢肿瘤的发生几率。

（2）如果您家族里有卵巢癌或乳腺癌的病人，请一定记得要主动告诉医生，让医生给您做必要的相关检查。

（3）如果您有出血等任何异常情况，一定要及时到医院检查，让您的医生充分掌握你的妇科状况。

（4）保持健康的生活方式，定期体检，及时治疗。

7．卵巢囊肿的日常保健措施有哪些

卵巢囊肿是一种良性肿瘤，这种疾病在早期无明显症状，但一旦发展到晚期，治疗就会较为困难，所以日常保健极为重要。

（1）每年至少做一次妇科检查，做到早发现、早诊断、早治疗，一旦诊断明确，必须按医生要求进行手术或定期随访。

（2）养成合理的饮食习惯，禁烟忌酒，加强身体锻炼，增强自身的抵抗力和免疫力；保持心情舒畅，积极面对疾病，最终才能战胜疾病。

（3）出现月经不调、腹痛、腹胀、腹部包块等，需及时到医院检查是否有妇科疾病，以免贻误治疗时机。

二、子宫肌瘤

子宫肌瘤是女性最常见的一种妇科疾病。据统计，30 岁以上的女性朋友有 20％患有子宫肌瘤。

1．子宫肌瘤有哪些症状

大多数患有子宫肌瘤的妇女无任何症状，但部分妇女会有如下症状出现：

（1）月经量增多或经期延长：是子宫肌瘤最常见的症状。如果肌瘤合并感染后，可能出现不规则的阴道流血或脓样液体流出。长期经量增多，可能引起贫

143

血、乏力、心悸等症状。

（2）腹部包块：排空小便后，大的肌瘤会在腹部摸到包块。

（3）阴道分泌物增多：子宫肌瘤的患者常伴有阴道分泌物增多。

（4）较大的子宫肌瘤可压迫膀胱、直肠，引起小便次数增多、大便困难等。

（5）其他症状：下腹坠胀、腰酸背痛，有的会有呕吐、发烧等不适，这些症状在月经期会加重。部分子宫肌瘤的患者会引起不孕或者流产。

2. 子宫肌瘤会遗传吗

到目前为止，子宫肌瘤未发现有明显的遗传倾向。但看病时也需向医生讲明家族中有无癌症病史等，以帮助医生诊断疾病。

3. 子宫肌瘤必须手术吗

子宫肌瘤是较为普遍的一种妇科疾病，恶变的几率较小，所以，不要整日担心自己的病情，也不要相信网上的传言，自行购买"消肌瘤"的药物。根据医生的要求进行必要的检查及科学的治疗是您的明智选择。

对于肌瘤小、无任何症状或症状轻的妇女，一般不需治疗，关键是要把心态调整好，特别是接近绝经的女性，可以半年到1年进行一次复查，若在这个过程中出现了症状，再考虑治疗。

对于药物治疗无效、月经过多引起贫血、大小便异常、肌瘤增长过快、怀疑有恶变可能的患者，则需要手术治疗。

所以，子宫肌瘤有很多种治疗方法，不同的病人使用的治疗方法也是不同的，不一定都需要手术治疗。

4. 子宫肌瘤危害有多大

子宫肌瘤大多是良性的，其本身不会对生命构成威胁，但患了子宫肌瘤一定要配合医生积极检查和治疗，否则也会对身体带来较大危害。

（1）子宫肌瘤对妇女最常见的影响是月经紊乱、月经量增多、不规则阴道流血，甚至引起严重的贫血，直接危害身体健康。

（2）子宫肌瘤另一重要影响就是影响女性的生育，导致不孕。子宫肌瘤导致不孕的几率高达30％。

（3）子宫肌瘤最严重的后果就是子宫肌瘤的癌变，即子宫肌瘤肉瘤样变性。这种情况极为少见，约占0.4％~0.8％，多见于绝经后伴疼痛和出血的妇女。所以，绝经后的妇女必须定期进行妇科检查，警惕肌瘤恶变的可能。

145

5. 剖宫产时能"顺便"把子宫肌瘤切掉吗

有些患有子宫肌瘤的孕妇认为：剖宫产时可以要

求医生"顺便"把肌瘤切除，其实这种想法是不可取的。因为怀孕时子宫的血液流量增多，如果在剖宫产时切除肌瘤，容易发生手术过程中的大出血，甚至有子宫切除的风险。所以，医生是不会支持您剖宫产时"顺便"切除肌瘤的想法的，除非肌瘤影响了正常生理功能。

6. 子宫肌瘤剔除术后多久可以怀孕

子宫肌瘤剔除术后的患者不能马上怀孕，因为行肌瘤剔除术后，子宫上留有瘢痕，短时间内怀孕，有可能发生瘢痕处子宫破裂。所以子宫肌瘤切除术后的怀孕时间必须咨询妇科医生，原则上需要在手术后2年以上才能怀孕。

7. 子宫肌瘤剔除后就万事大吉了吗

对于要求保留子宫的病人，医生常会采取只剔除肌瘤而保留子宫的手术方式。但许多女性以为做完子宫肌瘤剔除术后就万事大吉了，不会再得子宫肌瘤了，其实是错误的。

子宫肌瘤的生长位置是多样的，有的长在子宫壁的外面，有的长在子宫壁中间；大小也不一，有的大如儿头，有的小如针尖。医生在手术时不一定能把所有的肌瘤全部发现并进行切除。随着术后病人的恢复，子宫肌瘤也可能再次被发现或生长。所以子宫肌瘤术后，病人一定要定期复查，及时发现是否有复发。

8．子宫肌瘤病人如何自行调理

如果确定为子宫肌瘤，而医生认为可以暂时观察不做手术时，自我调理就显得尤为重要。

（1）按医生要求定期复查子宫肌瘤，如果有月经改变明显、不规则阴道流血、痛经等随时到医院复诊。

（2）严禁自服药物，特别是雌激素，以免肌瘤长大。

（3）严格避孕。怀孕会促进肌瘤的生长，人流手术也会引起子宫出血、盆腔炎症等风险。

（4）多吃补血的食品，如动物肝脏、菠菜等，以免子宫肌瘤阴道流血引起的贫血。

三、子宫内膜癌

子宫内膜癌是女性的三大恶性肿瘤之一，其中75％发生于50岁以上的妇女。

1．哪些人容易患子宫内膜癌

子宫内膜癌的病因不清楚，大量资料证明以下妇女容易患子宫内膜癌。

（1）月经不调的妇女。长期不排卵会引起月经不调，增加子宫内膜癌的风险。

（2）未生育的妇女患内膜癌的危险性明显升高，而随着分娩次数的增加，患内膜癌的几率却随之

147

下降。

（3）肥胖的妇女。尤其是绝经后的肥胖，明显地增加了子宫内膜癌的危险性。所以，一旦体重超重，赶快减肥吧！

（4）初潮早、绝经晚的妇女。据有关资料证明，52 岁后绝经的妇女患内膜癌的危险性是 45 岁以前绝经者的 2 ~3 倍。

（5）糖尿病、高血压妇女。有糖尿病、高血压的妇女比正常妇女患子宫内膜癌的几率高 2 ~3 倍。

（6）长期服用雌激素的妇女。部分女性因为特殊原因长期服用雌激素将增加患内膜癌的风险。

（7）约 10% 的妇女家族中有子宫内膜癌史。所以，定期体检尤为重要。

2. 患了子宫内膜癌有哪些表现

（1）阴道流血。可为月经增多、经期延长或不规则阴道流血，也可表现为同房后阴道流血。已绝经的则表现为绝经后出现阴道流血，但量一般不多。

（2）阴道流出带血性的分泌物或者浆液性分泌物，有时伴有恶臭。

（3）可出现下腹胀痛或者腰骶部疼痛。

如果你的身体出现上述不适请立即就医以免耽误治疗的时间。

3. 子宫内膜癌是可以预防的吗

目前，子宫内膜癌虽然没有有效的、可靠的预防方法，但是能够做到以下几点，也能够减少患子宫内膜癌的几率。

（1）学习防癌知识，增强保健意识。

（2）绝经后有阴道流血和围绝经期妇女月经紊乱的，尽早到医院诊治。

（3）应用雌激素一定要咨询医生，严格按医生要求进行服用。

（4）对有高危因素的人群如肥胖、不育、绝经延迟，长期用雌激素等，应定期进行妇科检查。

四、宫颈癌

宫颈癌是最常见的妇科恶性肿瘤，好发于 50～55 岁的妇女，但近年来，宫颈癌的发病年龄正逐渐降低，成为女性身体健康的第一杀手。

1. 哪些女性最容易得宫颈癌

（1）有多个性伴侣或性伴侣不固定的女性，曾经感染过性病的女性，都容易好发宫颈癌。

（2）早婚多育的女性，16 岁以前就开始有性生活的女性以及顺产过 2 个以上孩子的女性。

（3）口服避孕药、吸烟的女性，特别是家族中有宫颈癌病人的女性，发生宫颈癌的几率都较高。

（4）免疫力低或性伴患有阴茎癌、前列腺等的女性更容易发生宫颈癌。

2. 如何警惕宫颈癌的早期症状

（1）阴道流血，特别是在同房后或绝经后出现阴道流血，有时也会表现为不规则阴道流血等，这是宫颈癌最突出的症状，千万不要自以为是同房时用力不当或是月经不调，而忽略宫颈癌的存在。

（2）75%~85%左右的宫颈癌妇女会有阴道白带增多，为白色或稀薄水样分泌物，有腥臭味，晚期宫颈癌排出的液体是米泔样、恶臭白带。

宫颈癌在早期大多无特殊症状，出现以上症状时，一般多为晚期了。所以，定期妇科检查，定期筛查是预防宫颈癌的最佳手段。

3. 为何要定期筛查宫颈癌

HPV 病毒感染是宫颈癌的主要病因，而 HPV 主要通过性传播，因此 21 岁以上有性生活的女性，都应该做宫颈癌筛查，但如果有 HIV 病毒（可导致艾滋病）感染的女性，无论年龄，只要有性生活，都应该同时行宫颈癌筛查。

4. 宫颈癌筛查前的注意事项有哪些

做宫颈癌筛查不需要做特殊准备，但有以下几点需值得注意：

（1）避开月经期。

（2）检查前三天最好不要同房。

（3）检查前三天不能自行冲洗阴道或阴道上药。

5. 宫颈癌可以预防吗

宫颈癌的病因明确（HPV 感染），筛查方法完善，是一个可以预防的癌症。预防宫颈癌可从以下几方面着手：

(1) 按医生要求定期进行宫颈癌筛查。

(2) 保持良好的性生活习惯，预防性病发生。

(3) 接种宫颈癌疫苗，阻断 HPV 感染。

五、妊娠滋养细胞疾病

妊娠滋养细胞疾病可分为葡萄胎、侵蚀性葡萄胎、绒癌及胎盘部位滋养细胞肿瘤等。平时最多见的是葡萄胎，在此我们重点了解一下葡萄胎的相关知识。

1. 葡萄胎是怪胎吗

葡萄胎不是怪胎，它是指女性怀孕后受精卵发育异常，子宫内没有发育正常的胎儿，而是形成了一串串大小不一的形状如葡萄样的水泡状组织，即为葡萄胎。葡萄胎不会长成正常胎儿，部分性葡萄胎，大多数胎儿已经死亡，且有畸形，能形成足月胎儿的极为罕见。

2. 葡萄胎和哪些因素相关

(1) 营养不良的女性。

151

（2）有葡萄胎、流产、不孕等病史的女性。

（3）年龄小或年龄较大的女性。小于20岁或大于35岁的女性患葡萄胎的几率比其他年龄段的女性高。

3. 葡萄胎与正常怀孕有什么不一样

停经了，惊喜之余，如果出现以下情况就必须马上到医院进行检查：

（1）停经后阴道流血，量时多时少，有时可突然大出血，甚至发现有水泡样组织从阴道排出。

（2）剧烈呕吐，葡萄胎的呕吐症状极为严重，持续的时间更长。

（3）下腹胀痛，一般都能忍受，常在阴道流血前出现。

4. 患了葡萄胎还能继续妊娠吗

一旦诊断为葡萄胎，应立即到正规医院清宫治疗。子宫较小者可以一次性刮干净，但如果子宫较大，会在一周后进行第二次刮宫。

为明确诊断，每次刮出的组织医生都会送病理检查进行确诊。

5. 患了葡萄胎后多久可以怀孕

医生会在您出院时给您具体的建议：葡萄胎清宫后必须严格避孕1年，要等到血 HCG 阴性后至少半年才能怀孕。怀孕后还需尽早到医院做 B 超和血 HCG 的测定，以明确此次妊娠是否为正常妊娠。

6. 葡萄胎治疗后怎么避孕

葡萄胎术后避孕方法最好选择口服避孕药或者避孕套。尽量不要安环，以免引起不规则阴道流血，而不利于医生诊断是否是葡萄胎恶化或患有其他疾病。